Zur Einführung synthetischer Schlafmittel
in die Medizin im 19. Jahrhundert

MARBURGER SCHRIFTEN ZUR MEDIZINGESCHICHTE

HERAUSGEBER:
ARMIN GEUS UND IRMGARD MÜLLER

BAND 18

Verlag Peter Lang
Frankfurt am Main · Bern · New York

KRISTINA GODER

ZUR EINFÜHRUNG SYNTHETISCHER SCHLAFMITTEL IN DIE MEDIZIN IM 19. JAHRHUNDERT

Verlag Peter Lang
Frankfurt am Main · Bern · New York

CIP-Kurztitelaufnahme der Deutschen Bibliothek

Goder, Kristina:

Zur Einführung synthetischer Schlafmittel in die Medizin im 19. Jahrhundert / Kristina Goder. – Frankfurt am Main ; Bern ; New York : Lang, 1985.
(Marburger Schriften zur Medizingeschichte ; Bd. 18)
ISBN 3-8204-8548-1
NE: GT

ISSN 0721-3859
ISBN 3-8204-8548-1

Inhaltsverzeichnis

Seite

1. Einleitung

Die Geschichte der Einführung synthetischer Schlafmittel in die Medizin im 19. Jahrhundert ist bisher in der Literatur als umfassendes Problem noch nicht bearbeitet worden. Über die Geschichte der Schmerz-, Schlaf- und Betäubungsmittel im Mittelalter und der frühen Neuzeit informiert die ausführliche Dissertation von F.J. Kuhlen (1981); sie bezieht sich nur zu geringem Teil auf das 19. Jahrhundert, die synthetischen Substanzen werden überhaupt nicht berücksichtigt.

In anderen Veröffentlichungen wird die Einführung von synthetischen Schlafmitteln gewöhnlich nur im Zusammenhang mit einer allgemeinen Darstellung der Entwicklung der Pharmakologie erwähnt, so in den speziellen Abhandlungen zur Arzneimittelgeschichte von Erwin H. Ackerknecht (1970), Béla Issekutz (1971), C.L. Lautenschläger (1955), Chauncey D. Leake (1975) und Milton Silverman (1941).

Einzelne Untersuchungen über die Entwicklung einiger besonderer Verbindungen haben William F. Bynum (1970), Thomas C. Butler (1970), Anne Caldwell (1967), Mary Cathleen Carter (1951), P.E. Feldman (1965), H. Hörlein (1950), Margaret M. Sonoda (1969), G. Wagner (1961) und Rudolf Zaunick (1958) unternommen.

Eine detaillierte Untersuchung über die Synthese und Einführung synthetischer Schlafmittel im 19. Jahrhundert fehlt bisher. Im Rahmen dieser Arbeit beschäftigte ich mich vor allem mit zwei Aspekten: zum einen versuchte ich herauszufinden, ob und in welcher Weise die spezielle Schlafmittelforschung Aufschluß über die allgemeinen Beziehungen zwischen chemischer Struktur und physiologischer Wirkung gebracht hat. Zum anderen war mein Ziel, Einzelheiten über die

Bedingungen und Durchführung der klinisch-pharmakologischen Prüfung im 19. Jahrhundert kennenzulernen sowie zu ermitteln, welche Intentionen die Forscher zur Entwicklung neuer - nun synthetischer - Schlafmittel geleitet haben. Dabei drängte sich die Frage auf, ob sich ein Wandel in der medizinischen Therapie vollzog, der die Suche nach neuen Schlafmitteln erforderte.

2. Definitionen

Will man die Einführung synthetischer Schlafmittel in die Medizin des 19. Jahrhunderts näher untersuchen, so ist es notwendig, sich über die Definitionen der Begriffe Anästhetikum, Narkotikum, Hypnotikum und Sedativum einen Überblick zu verschaffen. Denn zum einen wurden zentral dämpfende Medikamente zur Erzielung unterschiedlicher zentraler Aktivitätszustände therapeutisch eingesetzt, zum anderen fehlte der theoretische Hintergrund, um eine scharfe Trennung der Begriffe durchzuführen. Die Frage nach den Wirkungsmechanismen zentral dämpfender Substanzen lag vor 100 Jahren im Dunkeln und ist auch heute noch nicht geklärt.

a)
1732 verstand Johann Heinrich Zedler (1706 - 1763) in seinem das Wissen der Zeit zusammenfassenden Universallexikon unter "Anästhesie" lediglich: "die Beraubung der Sinne" und verweist weiter auf "Stupor", d.h. "daß das Fühlen ganz und gar weg ist". Dieser Zustand soll mit allerlei verschiedenen Krankheiten zusammen vorkommen. Nach Zedler soll er nur unter anderem auch auf den allzu großen Gebrauch von Narkotika zurückzuführen sein (Zedler, Bd. 2, 1732, S. 18).
Auch Johann Gottfried Gruber (1774 - 1851) und Johann Samuel Ersch (1766 - 1828) verstanden 1840 in der "Allgemeinen Enzyclopädie der Wissenschaften und Künste" unter Anästhesie den Verlust des Gefühlsvermögens.

25 Jahre später - und damit auch nach den sensationellen Demonstrationen von Horace Wells (1815 - 1848) 1844 und 1845 und von William Thomas Morton (1819 - 1868) 1846 sowie der sich daraus weiter entwickelnden neuen "Narkose" - findet sich im Grand Dictionnaire universel von Pierre Larousse (1817 - 1875) 1866 eine Ausweitung des Begriffes auch auf die Anwendung in der Chirurgie. "L'anestésie est le symptôme d'un certain nombre d'affections, maladies de la peau, lésions des troncs nerveux, maladies organiques des centres nerveux et surtout ramollissement du cerveaux. Elle peut être produite par l'action sur le système nerveux de certains agents dits anesthésiques, tell que l'éther, le chloroforme, l'amylène, etc., agents précieux dans la practique chirurgicale" (Larousse, Bd. I, S. 353, 1866).

Etwas präziser war die Definition von Lauder Thomas Brunton (1844 - 1916), der 1893 schrieb: "Anästhetica sind Arzneistoffe, welche die Empfindung a u f h e b e n" (Brunton, 1893, S. 223).

Das Unterscheidungskriterium von Anästhetika zu anderen Stoffen war die Aufhebung sensibler Sinnesfunktionen.
Hans Horst Meyer (1853 - 1939) und Rudolf Gottlieb (1864 - 1924) differenzierten diesen Begriff in Allgemeinanästhesie und Lokalanästhesie. Mit Allgemeinanästhesie bezeichneten sie einen Zustand von Bewußtlosigkeit und Analgesie, mit Lokalanästhesie Analgesie durch Wirkung an peripheren Nervenendigungen bei erhaltenem Bewußtsein (Meyer/Gottlieb, 1910, S. 49 ff.).
Ähnlich definierten Meyers, Jawetz, Goldfien 1975 diesen Begriff. Danach sind Anästhetika Substanzen, die zur Verhinderung der Schmerzwahrnehmung und Schmerzreaktion führen, als Allgemeinanästhetika mit und als Lokalanästhetika ohne Bewußtseinsverlust (Meyers, Jawetz, Goldfien, 1975).
Anästhesie bedeutete die Ausschaltung sensibler Funktionen, vor allem der Empfindung von Schmerz. Das Anästhetikum war

die Substanz, mit der man eine solche Wirkung erreicht. Das konnte mit oder ohne Bewußtseinsverlust einhergehen, hierin liegt auch die Schwierigkeit der Abgrenzung gegen-b)über dem Begriff "Narkotikum". Damit wurden Substanzen bezeichnet, deren hervorstechendste Eigenschaft die zentrale Dämpfung ist, die aber auch eine Schmerz- und Empfindungslosigkeit impliziert. So beschrieb das "Dictionnaire des sciences médicales" 1818 Narkotika als Substanzen, die auf alle vitalen Vorgänge eine dämpfende Wirkung ausüben. Der Angriffspunkt der Narkotika-Wirkung ist das Zentralnervensystem. "Ces agents paraissent affiblir des tous les tissus les propriétés vitales; c'est principalement sur le cerveau que leur puissance se manifeste; ils pervertissent l'influence accoumée que cet organes exerce sur tout les parties, et suscitent une foule de phénomènes singuliers et bizarres qui donnent à la médication narcotique un caractère come ataxique" (Dictionnaire des sciences médicales, 1819, Bd. 35, S. 194 ff.).

Lauder T. Brunton definierte 1893 Narkotika als "Substanzen, welche die Beziehung zur Aussenwelt beeinflussen" (Brunton, 1893, S. 219). Für Brunton sind die Narkotika von den Anästhetika klar abzugrenzen. Er ordnete die Narkotika einer Gruppe von Substanzen zu, die in verschiedenen Stadien zunächst eine erregende und dann eine dämpfende Wirkung auf das Gehirn ausüben. Als Stoff, der diese Stadien am demonstrativsten zeigt, nannte er den Alkohol. Durch Alkohol wird der Gehirnkreislauf zunächst erregt und beschleunigt, dann folgt aber eine Dämpfung zerebraler Funktionen in der umgekehrten Reihe der Gehirnentwicklung.

Für Meyer/Gottlieb war die scharfe Trennung der Begriffe Anästhetikum und Narkotikum nicht möglich. In ihrem grundlegenden Werk "Die experimentelle Pharmakologie" (1910) sind die Abgrenzungen zum Anästhetikum auf der einen Seite und dem Hypnotikum auf der anderen fließend.

"So verschieden bei oberflächlicher Betrachtung einerseits das Bild einer tiefen, aber kurz dauernden Narkose und andererseits die nur beruhigende Wirkung einer kleinen Dosis Sulfonal erscheinen mag, ihrem W e s e n nach sind beide Arzneiwirkungen doch die gleichen. Nur machen wir in beiden Fällen von ganz verschiedenen Stadien ein und derselben Grundwirkung Gebrauch. Denn alle Substanzen, sowohl die H y p n o t i k a als auch die A n ä s t h e t i k a schalten in großen Gaben durch ihre lähmende Wirkung die Funktion des Gehirns und zugleich die des Rückenmarkes aus, während das Atemcentrum noch ausreichend functioniert und auch der Kreislauf noch wenig geschädigt ist" (Meyer/Gottlieb, 1910, S. 47).

In modernen Lehrbüchern der Pharmakologie wird keine Unterscheidung mehr vorgenommen zwischen Allgemeinanästhetikum und Narkotikum. Lediglich im Bereich der Lokalanästhesie werden die Begriffe nicht synonym verwandt.
So heißt es bei Meyers, Jawetz, Golfien 1975: "Wir verwenden ... die ... Termini "Anaesthesie" bzw. Anaesthetika gleichberechtigt, neben den Termini Narkose bzw. Narcotica" (S. 217).

c)
Unter einem Hypnotikum verstanden sämtliche Autoren des 19. und 20. Jahrhunderts Substanzen, die Schlaf erzeugen, d.h. eine zentrale Dämpfung ohne gleichzeitige Schmerz- und Empfindungsausschaltung.

Im "Dictionnaire des sciences médicales" von 1820 werden Hypnotika als Einschlafmittel beschrieben, aber auch bereits die Schwierigkeit der Abgrenzung von anderen Begriffen erwähnt (Dictionnaire des sciences médicales, Bd. 23, 1818, S. 104).

Lauder T. Brunton definierte 1893 diesen Begriff schärfer. "Wir müssen, obgleich viele derselben (= Hypnotika, d.Verf.) auch Narkotika sind, dennoch zwischen hypnotischen und narkotischen Mittel unterscheiden. Reine Hypnotika sind Substanzen, welche in entsprechenden Dosen Schlaf hervorrufen, ohne die normalen Beziehungen der Geistesfunctionen zur Aussenwelt zu stören" (Brunton, 1893, S. 214).

Meyer/Gottlieb (1910) betonten dagegen, daß eine grundsätzliche Unterscheidung von Narkotika und Anästhetika zu Hypnotika nicht möglich ist, da es sich lediglich um das dosisabhängige Stadium einer Grundwirkung handelt (Meyer/Gottlieb, 1910, S. 49 ff.).

In dem modernen Lehrbuch der Pharmakologie sehen sich die Autoren ebenfalls nicht in der Lage, die Begriffe Narkotikum, Hypnotikum und Sedativum klar gegeneinander abzugrenzen. "Die Gruppe der Hypnotika oder Schlafmittel ist keine scharf abgegrenzte Arzneimittelgruppe, es handelt sich vielmehr um einen 'quantitativen Begriff': wird die richtige Dosis gewählt, so wirken die Schlafmittel hypnotisch, in geringen Mengen nur sedativ und in größeren Dosen narkotisch" (Kuschinsky/Lüllmann, 1981, S. 215).

d)
Unter Sedativa verstand man Medikamente, die zur Beruhigung pathologischer Erregungen eingesetzt wurden; beruhigen, ohne den Menschen, der diese Mittel nahm, in Schlaf oder Bewußtlosigkeit zu versetzen und noch eine Kommunikation mit der Umwelt möglich sein ließ.
So lautet die Definition im "Dictionnaires des sciences médicales" (1820): "On donne ce nom (= Sedativ, d.Verf.) en matière médicale à des médicament qui servent à ralentir les mouvements trop rapides des organes, àmodérer une agitation pathologique, et surtout à faire cesser une douleur. Cette expression est ordinairement le synonyme de calment, d'anodin, quelquefous même d'adoucissant, de tempernat, d'antispasmodique, d'hypnotique etc." (Dictionnaire des sciences médicales, Bd. 50, 1820, S. 495).

Ein wichtiges Unterscheidungskriterium der Sedativa ist die nicht gestörte Beziehung zur Umwelt, selbst wenn identische Stoffe als "Hypnotikum" oder "Sedativum" angewandt wurden.
"Unter Sedative (Beruhigungsmittel) haben wir Verbindungen zu verstehen, die zu einer universellen oder auch mehr lokalisierten Erregbarkeitsherabsetzung des Zentralnervensystems führen, ohne dessen normale Funktion nennenswert zu beeinflussen" (G. Wagner, 1961, S. 3).

Mit der Einführung neuer, anders wirkender Substanzen, nämlich der Benzodiazepine - Tranquilizer - ist die Abgrenzung des Begriffes Sedativum eindeutiger geworden. War es im 19. Jahrhundert meist nur eine Frage der Dosis und der Umstände, unter denen ein Patient ein Mittel erhielt, so gibt es heute spezifische "Beruhigungsmittel", obwohl auch bereits Tranquilizer als Einschlafmittel in die Medizin Eingang gefunden haben (z.B. Flunitrazepam).
"The principle use of sedative-hypnotic drugs is to produce drowniness. The application of the term sedative to this group is somewhat misleading. It dates from the era when the sedative hypnotic compounds where the only drugs (apart from alcohol, opiates and belladonna) that could be used to calm anxious and disturbed patients. With the proliferation of 'tranquilizing' agents, the drugs traditionally described as 'sedative-hypnotics' have come to play a lesser, although still an important, role in daytime sedation" (Goodmann/ Gilman, 1975).

Zur Verdeutlichung des dargestellten Problems möchte ich den Gebrauch der Begriffe Anästhetikum, Narkotikum, Hypnotikum und Sedativum in einigen repräsentativen Lehrbüchern des 19. Jahrhunderts aufzeigen.
Carl Binz (1832 - 1913) definierte 1866 in seinem klinischen Lehrbuch "Grundzüge der Arzneimittellehre" die Begriffe 'Narkose' - 'narkotisch' nicht. Er beschrieb unter 'Narcotica'

schlaferzeugende Substanzen (S. 1). Die 'Narkose an sich' entstand nach Zufuhr von Chloroform oder Aether (S. 23), wurde aber nicht näher umschrieben. 'Anästhesie' wurde als Aufhebung des Schmerzempfindens abgegrenzt. Der Begriff 'Sedativum' erscheint gar nicht.

1878 erschien die 3. Auflage des "Lehrbuch der Arzneimittellehre" des bedeutenden Pharmakologen Rudolf Richard Buchheim (1820 - 1879). Buchheim definierte die Begriffe als Wissenschaftler sehr viel genauer als Binz, der sein Buch für den klinischen Gebrauch bestimmt hatte. 'Anästhetica' waren nach Buchheim Stoffe, die das 'Gefühlsvermögen' aufhoben, 'Narcotica' solche, die die 'Thätigkeit des Gehirns herabsetzen', 'Hypnotica' 'erzeugen Schlaf' und 'Sedativa' 'beseitigen psychische Exaltationszustände' (Buchheim, 1878, S. 47).

Erich Harnack (1852 - 1915) führte 1883 mit der Herausgabe des "Lehrbuch der Arzneimittellehre" Buchheims Werk nach dessen Tod fort. Hierin definierte er die Begriffe Anästhetikum, Narkotikum, Hypnotikum und Sedativum ebenso wie Buchheim im Jahre 1878 (Harnack, 1883, S. 54).

1894 erschien die 12. Auflage von Carl Binz' klinischem Lehrbuch. In diesem grenzte er die Begriffe zwar nicht klar gegeneinander ab, umschrieb sie aber genauer. Unter "Nervenheilmittel" handelte er die Hypnotika ab, synonym mit Schlafmittel gebraucht (S. 1). Binz unterschied aber, die praktische Anwendung im Auge, Schlaf durch Hypnotika, der längere Zeit andauert und unterbrechbar ist, von der Narkose durch Chloroform oder Äther, die nicht unterbrechbar ist, es sei denn, die Zufuhr der Substanz wird beendet (S. 21). Der Begriff Anästhetikum erschien nicht, wie schon im Lehrbuch von 1866.

Rudolf Kobert (1854 - 1918) gab 1908 das "Lehrbuch der Pharmakotherapie" in der 2. Auflage heraus. Unter Narkotika

verstand er Stoffe, die eine Dämpfung des Zentralnervensystems bewirken, mit "Betäubung oder wenigstens Schlaf bzw. Schmerzminderung". Er leitete den Begriff ab von 'Narke' nach Galen (129 - 199 n. Chr.): Schwund der Sensibilität und des Bewußtseins (Kobert, 1908, S. 439).
Eine zweite Gruppe von Stoffen umschrieb er mit "Mittel gegen Schmerzen und Schlaflosigkeit". Vom wissenschaftlichen Standpunkt aus waren sie für Kobert nicht von den Narkotika zu unterscheiden; praktisch waren sie es allerdings doch (Kobert, 1908, S. 453).
Diese "Mittel gegen Schmerzen und Schlaflosigkeit" konnten kein "völliges Aufheben des Empfindungsvermögens" herbeiführen, sie minderten allenfalls Schmerzen, konnten sie aber nicht betäuben (S. 453). Danach faßte er die Begriffe Hypnotikum, Analgetikum und Sedativum, als eine Stoffgruppe bezeichnend, die bei Schmerzen und Schlaflosigkeit einsetzbar waren, zusammen und grenzte sie gegen den Begriff Narkotikum ab (S. 453).
Der Begriff Anästhetikum erschien lediglich einmal in dem Lehrbuch im Zusammenhang mit Lokalanästhesie (S. 412).
Unter "echte Anästhetica" verwies Kobert auf "Narcoticum" (S. 412).

Zusammenfassend heißt das für das 19. Jahrhundert, daß die Begriffe Anästhetikum, Narkotikum, Hypnotikum und Sedativum Medikamente bezeichnen, die dosisabhängig verschiedene Stadien einer zentralen Dämpfung verursachen und in unterschiedlichem Ausmaße in der Lage sind, die Schmerzwahrnehmung und -reaktion zu unterdrücken.

Im folgenden Text werde ich die untersuchten Substanzen als Schlafmittel und Hypnotikum bezeichnen, die zur Beeinflussung des Schlafs eingesetzt wurden, in den übrigen Fällen beziehe ich mich auf die Definitionen von Lauder T. Brunton (1893), da sie einerseits dem untersuchten Zeitraum entsprechen und andererseits die schärfste Trennung vornehmen.

Eng verbunden mit der zu untersuchenden Problematik ist die Frage, welche Vorstellungen im 19. Jahrhundert über den Schlaf herrschten.
Jeder Mensch schläft etwa ein Drittel seines Tages. Er verbringt damit einen sehr großen Teil seines Lebens in einem nicht-bewußten Zustand. Daher versuchten die Menschen immer wieder, sich eine Vorstellung davon zu entwickeln, was in dieser Zeit mit ihnen geschieht.
Griechische Philosophen und Ärzte sahen im Schlaf einen Zustand, der dem Tod verwandt ist. Während aber der Tod als irreversibles Geschehen das Leben vernichtet, schafft der Schlaf als "kleiner Tod" dem Leben neue Kräfte. Homer (Ende 8. Jh.), Plato (427-347 v.Chr.), Diogenes (+ 323 v. Chr.), Sokrates (470-399 v.Chr.) und andere beschrieben und formten diese Vorstellung (s. Dictionnaire sciences médicales, Bd. 52, 1821, S. 70). Im Schlaf konnten auch Kranke Heilung finden. Sie konnten sich im klassischen Griechenland in das Heiligtum des Asklepios begeben, um dort im Traum von den Göttern zu erfahren, wie sie ihr Leiden heilen können (s. Baust, 1970, S. 99).

Das Zustandekommen des periodisch auftretenden Vorganges Schlaf stellten sich griechische Denker unterschiedlich vor. Hippokrates (470-399 v.Chr.) sah in der Abnahme der Wärme und des Blutes im Innern des Körpers die Ursache für das Zustandekommen des Schlafes. Alkmäon (geb. um 535 v.Chr.) deutete Schlaf als das partielle, den Tod als das totale Ansammeln des Blutes in den großen Gefäßstämmen des Körpers. Empedokles (490-430 v.Chr.) vermutete die Abkühlung der natürlichen Wärme als die Ursache der Entstehung von Schlaf. Aristoteles (384-322 v.Chr.) stellte sich vor, daß Dünste aus dem Körper, und die besonders nach dem Essen, zum Kopf aufsteigen und von dort wieder zum Herzen absinken. Das Herz war der Ort, an dem Schlaf ausgelöst wurde (S. Jan, 1836, S. 33 ff.; Kleitman, 1965, S. 324).

2.1. Theoretische Vorstellungen über die Entstehung des Schlafes

Auch in der christlichen Mythologie hatte der Schlaf eine besondere Stellung. Gott schuf Eva aus Adams Rippe, nachdem er Adam in tiefen Schlaf fallen ließ: "Da ließ Gott der Herr einen tiefen Schlaf fallen auf den Menschen, und er schlief ein. Und er nahm eine seiner Rippen und schloß die Stelle mit Fleisch. Und Gott der Herr baute ein Weib aus der Rippe ..." (1. Moses 2, 21). Und wie bei den Griechen findet im Schlaf durch den Traum eine Kontaktaufnahme mit Gott statt. So erschien Gott Jakob im Traum: "Und er nahm einen Stein von der Stätte und legte ihn zu seinen Häupten und legte sich an der Stätte schlafen. Und ihm träumte, und siehe, eine Leiter stand auf Erden, die rührte mit der Spitze in den Himmel, und siehe, die Engel Gottes stiegen daran auf und nieder, und der Herr stand oben drauf und sprach ..." (1. Moses 28, 11) (s. Baust, 1970, S. 101).

Im Mittelalter gehörte Schlaf zu den sechs "res non naturales", die alle menschlichen Lebensbedingungen umfaßten - und die Grundvoraussetzung einer gesunden Lebensführung darstellten (s. Schipperges, 1970, S. 104 ff.).

Im 18. Jahrhundert beschrieb Zedler in seinem Universallexikon 1742 den Schlaf als Gegenpol zum Wachsein. Beide bilden einen Antagonismus von Ruhe und Bewegung, der zum Leben nötig ist. Demnach soll sich der Körper im Schlaf erholen, indem Blut und Lymphe von Schadstoffen gereinigt und wieder geschmeidig gemacht werden. Durch die Poren entweichen außerdem die Ausdünstungen, von denen der Körper so befreit wird. Für Zedler ist Schlaf für die Erhaltung der Gesundheit ebenso wichtig wie Essen und Trinken (Zedler, Bd. 34, 1742, S. 1679-1700).

Ähnlich äußerte sich der bekannte Physiologe Johannes Müller (1801 - 1858) in seinem "Handbuch der Physiologie des Menschen" (Bd. 2, 1840, S. 582) über die Zweckmäßigkeit des Rhythmus von Wachen und Schlafen, wenn er feststellt:

"Schlafen und Wachen beruhen auf einer Art Antagonismus zwischen dem organischen (= vegetativen, d.Verf.) und animalischen (= bewußten, d.Verf.) Leben, so daß von Zeit zu Zeit das animalische, von der Seele beherrschte Leben freier wird; zu anderer Zeit hingegen von dem zweckmäßigen organischen Wirken der Natur unterdrückt wird ... Im Schlafe ... , wo diese (= bewußten, d.Verf.) Actionen ganz oder größtentheils wegfallen, wird vorzugsweise organisiert und auch die Organe des animalischen Lebens wieder für Actionen durch die organisierende, nicht bewußt, aber vernünftig und zweckmäßig wirkende Kraft befähigt".

Als Ursache des Schlafes nannte Müller einmal den "vermehrten Druck des Blutes auf das Gehirn", der beim Horizontalliegen entsteht, zum anderen "reichlich spirituöse Mahlzeiten", die eine "Hemmung der organischen Zustände des Gehirns" hervorrufen sollen. Stärker hingegen, weil sie eine "Alteration des Sensoriums" verursachen, wirken nach Müllers Angaben die schlafmachenden Mittel.

Und in gleicher Weise, wie man sich um Erklärungen für den Schlaf bemühte, suchte und fand man auch Mittel, die Schlaf erzeugen. Alkohol, Opium, Mandragora, Baldrian, Hopfen, Cannabis wurden ebenso angewandt wie physikalische Maßnahmen, kalte Güsse, warme Bäder, kühle Luft im Schlafzimmer und vieles mehr (s. Dictionnaire sciences médicales, 1812-1822, S. 107 ff.; Hüller, 1972, S. 53) .

Oskar Liebreich (1839 - 1908) hatte 1869 Chloralhydrat als erstes synthetisches Schlafmittel, das industriell hergestellt werden konnte, in die Medizin eingeführt. In den ersten 18 Monaten nach seiner Einführung wurden in England allein bereits über <u>50 Tonnen</u> Substanz verbraucht (Earles, 1969). Das sind bei einer damals als höchste Einzeldosis geltenden Menge von 3,0 g mindestens 17 Millionen Einzeldosen, die in 18 Monaten verbraucht wurden.

Auf dem Gebiet der Forschung der Funktion einzelner Gehirnabschnitte und komplexer Hirnfunktionen wie z.B. dem Phänomen Schlaf wurde ein neuer Anfang gemacht mit den Experimenten von Luigi Rolando (1773 - 1831) und Marie Jean Pierre Flourens (1794 - 1867), die 1809 und 1822 über ihre Versuche an Tieren berichteten, denen sie die Großhirnhemisphären entfernt hatten. Diese Tiere zeigten das gleiche Verhalten wie im natürlichen Schlaf (s. Moruzzi, 1964, S. 21). Diese Experimente hatten einen großen Einfluß auf Jan Evangelista Purkyně (Purkinje; 1787 - 1869). Wie Müller 1840 begriff Purkyně Schlafen und Wachen als antagonistische Zustände, Wachen als bewußtes, Schlaf als unbewußtes Sein, als Mittelzustand dazwischen der Traum, das "Schlafwachen" (Purkyně, 1846, S. 412), wie folgende Sätze verdeutlichen:
"Endlich tritt mit dem natürlichen Schlafe derjenige Zustand ein, der, wenn auch vielleicht nicht in vollkommene Bewußtlosigkeit, so doch in eine höchste Lockerung oder Zerfallenheit der Seelenelemente übergeht, indeß die das Wachen bedingende alles einende Thätigkeit zu feiern scheint. Das individuelle Leben hat sich aus seiner Totalität auf engere Grenzen concentriert, hat die animalen Functionen eingestellt, und sich ganz in das Gebiet der Vegetation zurückgezogen, wo noch, auch im tiefsten Schlafe, eine intensive Wirksamkeit stattfindet" (Purkyně, 1846, S. 467).

Purkyně erklärte das Zustandekommen des Schlafes mit der Unterbrechung zwischen Großhirn und tieferen Hirnanteilen auf der Ebene der Stabkranzfasern. Diese Unterbrechung kam nach seiner Ansicht durch Hyperämie der grauen Hirnsubstanz oder selbständige Kontraktionen der grauen Fasern zustande. Schlaf wurde von Purkyně also als passiver Vorgang begriffen, der durch die Unterbrechung aktivierender Einflüsse unterer Hirnabschnitte eintritt; ein Denkansatz, den Guiseppe Moruzzi (geb. 1901) und H.W. Magoun in ihrer "Reticular Hypothesis" 1949 wieder aufgriffen und mit dem Nachweis eines "Organs des Wachens" in den aufsteigenden Fasern der Formatio reticularis bewiesen (Moruzzi, 1964, S. 26/27).

Nach einer anderen Theorie, deren bedeutendster Vertreter Iwan Petrowitsch Pawlow (1849 - 1936) war, sollte Schlaf eine zerebrale Reaktion auf einen inhibitorischen Reiz darstellen. Es gab nach Pawlow kein eigenes Zentrum des Schlafes oder des Wachens. Für ihn war Schlaf ein Phänomen, das sich in allen Zellen, so auch in allen Gehirnzellen, manifestierte (s. Kleitman, 1965, S. 346).

Thierry William Preyer (1841 - 1897) suchte 1877 die Erklärung auf molekularer Ebene. Er ging von der Tatsache aus, daß alle Zellen, so auch das Gehirn, zur Tätigkeit Sauerstoff brauchen. Während der Tätigkeit im Wachen bilden sich nun Ermüdungsstoffe, die leicht oxydabel sind und von einer gewissen Konzentration im Gehirn ab den vorhandenen Sauerstoff verbrauchen. In diesem Moment beginnt das Gehirn in eine Ruhephase einzutreten, die als Schlaf bezeichnet wird. Wenn diese Ermüdungsstoffe in ausreichendem Maße oxidiert sind, erwacht das Gehirn wieder (s. Radestock, 1879, S. 16 ff.).

Einen solchen Ermüdungsstoff meinte Henri Piéron (1881 - 1961) 1913 gefunden zu haben, als er bei Hunden, denen er tagelang den Schlaf entzogen hatte, einen Stoff "Hypnotoxin" im Liquor glaubte isolieren zu können.
Diese Theorie konnte allerdings experimentell nicht weiter gestützt werden (s. Schmidt/Thews, 1976, S. 159; Haschke, 1972, S. 13). *)

---

*) Anmerkung: Ich möchte in diesem Zusammenhang auf die sehr umfangreiche Arbeit von Franz Josef Kuhlen "Zur Geschichte der Schmerz-, Schlaf- und Betäubungsmittel im Mittelalter und früher Neuzeit (nebst einer Einführung 'Theoretische Vorstellungen von Schlaf und Schmerz')", (Diss. rer. nat., Marburg, 1981), hinweisen, in der er die frühen Vorstellungen über die Entstehung des Schlafes detailliert untersucht und in der er auch die für das 19. Jahrhundert gültigen Vorstellungen und Theorien zusammenfaßt (siehe S. 61-81).

Die Forscher, die die Schlafmittel synthetisierten, äußerten sich nur selten zu ihren Vorstellungen über die Notwendigkeit des Schlafes und die Entstehung von Schlaflosigkeit.
Thomas Lauter Brunton sah die Ursache für die Entstehung von Schlaf in Zusammenhang mit dem Durchblutungszustand des Gehirns. Wird das Zentralnervensystem oder nur bestimmte Teile davon geringer durchblutet, so werden seine Funktionen gehemmt. Lediglich automatische Hirnfunktionen und Reflexe bleiben erhalten. In den weiterhin noch normal durchbluteten Hirnanteilen entstehen die Träume:
"Die functionelle Unthätigkeit des ganzen Cerebrospinalsystems oder des grösseren Theils desselben ist mit einem Zustande von Anämie verbunden und hängt wahrscheinlich von demselben ab" (Brunton, 1893, S. 215).

Carl Binz (1832 - 1913) sah 1877 die Entstehung von Schlaf durch die Anhäufung bestimmter Stoffwechselprodukte bedingt, die während des Schlafes, während dessen die Produktion dieser Stoffe auf ein Minimum begrenzt ist, abtransportiert werden. "Der natürliche Schlaf ist meines Erachtens aufzufassen als Ermüdung gewisser Gehirnzellen. Sie kommt zu Stande durch deren Arbeit, welche in Perception und Reproduction besteht. Hierbei müssen sich wie bei jeder anderen thierischen Zelle vorzugsweise saure, chemisch lähmende Stoffwechselproducte gestalten, welche die Arbeit so lange zum Theil oder ganz sistieren, bis die Lymphgefäße der Pia und das Blut diese Producte weggeführt und ausgeglichen haben" (Binz, 1877), S. 310).

Auch H.H. Meyer und R. Gottlieb gehen in der "Experimentellen Pharmakologie" 1910 von ähnlicher Vorstellung aus. Um das Einschlafen letztendlich herbeizuführen, "genügt es dann in der Norm, die von der Außenwelt her durch die Sinnesorgane eindringenden Reize möglichst abzuschwächen" (S. 76).

Daß aber auch die psychische Beeinflussung allein oft genügt, um eine Schlaflosigkeit zu beseitigen, stellte 1872 Gustav Amburger fest, indem er statt eines Schlafmittels Patienten Placebos gab.
"Es läßt sich a priori nicht von der Hand weisen, dass die Überzeugung des Kranken, es würde Schlaf eintreten, allein genügen kann, ihnen Ruhe und danach den Schlaf selbst zu bringen. Daß durch Beeinflussung der Psyche Schlaf erzeugt werden kann, beweisen uns die Wunder des sogenannten Magnetisierens, wo neben der grossen Zahl von Fällen, in denen Betrug vorlag, andere bekannt geworden sind, die nicht anders zu erklären sind. Auf derselben Wirkungsweise beruhen ferner die Leistungen der Schlafmittel der Homöopathie; durch indifferente Mittel, aber in unbeschränktem Glauben an die erhoffte Wirkung derselben, werden eben Schlaflose eingeschläfert und erwachen als begeisterte Verehrer der homöopathischen Mittel, lobend, dass keinerlei Nebenwirkung oder Nachwirkung des genommenen Schlafmittels zu spüren sei" (Amburger, 1872, S. 30).

Die eigentlich auslösenden Faktoren des Schlafes sind heute noch immer nicht eindeutig geklärt. Man weiß, daß die aufsteigenden Fasern der Formatio reticularis eine wichtige Rolle spielen im Sinne eines Schlaf-Wach-Zentrums. Auf der anderen Seite vermutet man einen Einfluß der biogenen Überträgersubstanzen Serotonin und Noradrenalin im Gehirn bei der Entstehung des orthodoxen Non-REM-(= rapid eye movement) bzw. des paradoxen REM-Schlafes (s. hierzu: Böhmke/Hartke, 1978, S. 525; Schmidt/Thews, 1976, S. 160).

In den letzten Jahrzehnten ist der Prozeß der Zerstörung der natürlichen Schlaf-Wach-Rhythmen immer weiter vorangeschritten. Der Anteil der körperlich schwer arbeitenden Menschen nimmt in den westlichen Industrienationen seit Jahren ständig ab. An die Stelle ist die Arbeit mit und an Maschinen getreten. Schichtarbeit ist in vielen Berufen und

Industriezweigen heute eine Selbstverständlichkeit. Aber auch in der Freizeit ziehen viele Menschen den Konsum vor dem Fernseher der Körperarbeit als Sport, Hobby oder Erholung vor. Das bedeutet aber ganz andere psychische Belastungen. Nach H. Schaefer (1970) hat sich das Phänomen "Ermüdung - Müdigkeit" grundlegend geändert.
"Allzu oft entartet der Rhythmus, ist Ermüdung nicht mehr Folge der Tätigkeit, sondern als Zustand der Müdigkeit eher ein Abbild seelischer Abspannung, die nicht selten in echte Depression überleitet. Nicht selten finden wir trotz großer Müdigkeit nicht den erquickenden Schlaf, der doch als natürliches Endstadium aus der Ermüdung hervorgehen sollte".

Parallel dazu geht ein ständig wachsender Konsum an Schlaf- und Beruhigungsmitteln. Das belegen die Angaben von K.J. Netter (1967): "Es ist sehr schwierig, Zahlenangaben über den Verbrauch in Deutschland zu erhalten, aber von den Vereinigten Staaten weiß man, daß dort in den fünfziger Jahren jährlich 360 Tonnen Barbitursäureabkömmlinge synthetisiert und verkauft wurden. Das sind 6 Milliarden Tabletten zu 60 mg, was einer Produktion von 30 Tabletten jährlich pro Kopf der Bevölkerung entspricht" (Netter, 1967, S. 129).

Wie sieht nun der Schlaf aus, der durch die Schlafmittel herbeigeführt wird?
1883 schrieb Oswald Schmiedeberg (1838 - 1921) in seiner "Arzneimittellehre", daß der Schlaf, der durch ein Schlafmittel ausgelöst wird, ein schwächerer Grad der Narkose sei. In diesem Zustand ist die Erregbarkeit der Bewußtsein und Empfindung vermittelnden Hirngebiete zwar nicht ganz blockiert, aber doch vermindert.
Meyer/Gottlieb (1910) sahen die Wirkung eines Schlafmittels vor allem darin, daß die störenden Sinnesreize vom Bewußtsein ferngehalten werden. Auch sie deuteten den Schlaf durch Schlafmittel als einen geringeren Grad der Narkose.

Auch die heutigen Erkenntnisse zeigen, daß der schlafmittelinduzierte Schlaf sich von dem natürlichen Schlaf unterscheidet. Besonders wichtig ist dabei, daß die natürliche Periodik von REM- und Non-REM-Schlaf aufgehoben wird. Fast alle Schlafmittel beeinflussen die paradoxen Schlafperioden, meist in Richtung einer Verminderung. Nach dem Absetzen des Medikaments dauert es meist auch eine gewisse Zeit, bis die normale Periodik wiederhergestellt ist (siehe hierzu Böhmke/Hartke, 1978, S. 525).

3. Als Schlafmittel verwandte Pharmaka

3.1. Kaliumbromid

Im Jahre 1826 isolierte der Apotheker in Montpellier und spätere Professor der Chemie in Paris Antoine Jérôme Balard (1802 - 1876) aus dem Wasser des Mittelmeeres eine Substanz, die er wegen ihres stechenden Geruchs als Brom (von griech. βρῶμος) bezeichnete: " ... me conseilla a appeler cette grec βρῶμος(foetor)" (Balard, 1826).
Er hatte sie nach dem Sättigen eingedämpften Meerwassers mit Chlor als rote Ausscheidung gewonnen, ehe er mit Äther ausschüttelte und mit Ätzkali in das Kaliumbromid überführen konnte. Mit Braunstein und Schwefelsäure gelang es ihm, die flüchtige Substanz wieder freizusetzen.

1850 erschienen Berichte von Pierre Paul Puche (1799 – ?) und J.B. Rames und Georges Huette über Therapieversuche der Syphilis mit Kaliumbromid (Amburger, 1872, S. 3/4). Sie gaben den Patienten 5 bis 30 g Kaliumbromid täglich. Bei ihren Versuchen konnten sie zwar keine Heilung der Syphilis beobachten, jedoch fielen ihnen "Vergiftungserscheinungen" wie Schwindel, unruhiger Schlaf, "lebloser Blick", "behinderte Sprache", Ataxie und Sensibilitätsminderungen auf (Amburger, 1872, S. 4/5.).

Huette vermutete daher aufgrund dieser Beobachtung, daß Kaliumbromid ein Anästhetikum sei (Amburger, 1872, S. 4).

1857 berichtete Edward H. Sieveking in der Sitzung der Royal Medical & Chirurgical Society am 11. Mai 1857 über 52 Fälle von Epilepsie. In der anschließenden Diskussion teilte Charles Locock (1799 - 1875) einige Fälle von "hysterischer" Epilepsie mit, die er erfolgreich mit Kaliumbromid behandelt hatte.
Kaliumbromid erschien ihm deshalb als besonders geeignet, zumal er sich auf Berichte in der Literatur stützen konnte, in denen das Nachlassen des sexuellen Interesses durch eine längere Einnahme von Kaliumbromid beschrieben worden war. Für die Entstehung der "hysterischen" Epilepsie hielt er aber gerade das gesteigerte sexuelle Interesse und Onanie für auslösende Faktoren (Locock, 1857, S. 528).

Wesentlich mehr Beachtung fand zunächst jedoch die Mitteilung von Henry Behrend, der Kaliumbromid als ein wirkungsvolles Schlafmittel, besonders bei Schlaflosigkeit infolge nervöser Überreizung, beschrieb. Behrend betonte überdies, daß er nie eine Herabminderung der Sexualität gesehen hätte (Behrend, 1864).

Um so erstaunlicher, daß Fronmüller (1869) in seinen ausführlichen "Klinische(n) Studien über die schlafmachende Wirkung der narkotischen Arzneimittel" bei den erwähnten 25 Versuchen mit Kaliumbromid gegen Schlaflosigkeit keinen Erfolg beobachten konnte und deshalb feststellte:
"Auch das Bromkalium ist somit ... als ganz wirkungslos in hypnotischer Beziehung anzusehen" (Fronmüller, 1869, S. 89).

1872 erschien die Dissertation von Gustav Amburger "Zur Kritik der schlafmachenden Wirkung des Bromkaliums". In dieser Arbeit referierte er die bis dahin erschienenen Arbeiten, in denen Kaliumbromid als Schlafmittel empfohlen wurde und berichtete über eigene Versuche mit Kaliumbromid als Hypnotikum. Auch er kam zu dem Ergebnis, daß "Bromkalium ... keine schlafmachende Wirkung eigen" ist (Amburger, 1872, S. 33).

Im Gegensatz dazu betonte Richard von Krafft-Ebing (1840 - 1903) 1879 in seinem "Lehrbuch der Psychiatrie" ausdrücklich, daß das "Bromkali ... das beste aller gegenwärtig zu Gebot stehenden Mittel gegen Epilepsie" sei (Krafft-Ebing, 1879, S. 263). Daneben hob er aber auch seine Anwendbarkeit als Sedativum hervor (Krafft-Ebing, 1879, S. 261).

1882 wies Pietro Albertoni (1849 - 1933) nach, daß Bromkalium die elektrische Erregbarkeit der motorischen Großhirnzentren des Hundes stark herabsetzt (Albertoni, 1882, S. 257). Während mit Kaliumbromid nicht vorbehandelte Tiere auf elektrische Reizung der motorischen Großhirnrinde immer mit epileptischen Krämpfen reagierten, konnte dieser Effekt bei vorbehandelten Tieren nicht ausgelöst werden.

Emil Kraeplin (1856 - 1926) gab 1883 in dem "Compendium der Psychiatrie" als Indikationen für das Kaliumbromid "epileptische Psychosen" und "Nervosität" an (Kraeplin, 1883, S. 165) Übereinstimmend damit wiesen H.H. Meyer und R. Gottlieb in ihrem grundlegenden Werk "Die experimentelle Pharmakologie" (1910) neben der sedativen Wirkung vor allem auf die Therapie der Epilepsie hin (Meyer/Gottlieb, 1910, S. 99).

Ebenso empfahl Theodor Ziehen (1862) in seinem Lehrbuch der Psychiatrie die Verwendung des Kaliumbromids, neben dem Einsatz als Sedativum bei psychischen Exaltationszuständen, auch zur Therapie der Epilepsie: "Endlich entwickelt das Brom eine fast spezifische, wenn auch sehr selten zu völliger Heilung führende Wirkung gegenüber der Epilepsie und den epileptischen Psychosen" (Ziehen, 1911, S. 350).

Emil Bürgi gab 1927 als Indikationen für das Kaliumbromid im "Handbuch der experimentellen Pharmakologie" ebenfalls Sedierung und Epilepsie an.

Welche Dosen wurden von den unterschiedlichen Autoren empfohlen?
Rames und Puche hatten 5 bis 30 g Kaliumbromid täglich gegeben, Huette 10 bis 15 g bis zu einer Gesamtdosis von 400 g. Fronmüller gab 8 bis 40 Gran *) pro Tag, Amburger 1 bis 4 Drachmen *). Kraeplin empfahl 5 bis 15 g pro Tag als Schlafmittel oder 3 bis 6 g mehrmals täglich bei Epilepsie. Krafft-Ebing gab Dosen zwischen 6,0 und 15,0 g pro Tag an, Ziehen 1911 4 bis 10 g. Meyer/Gottlieb gaben 1 bis 4 g zur Sedation, 5 bis 10 g bei Epilepsie täglich.

Bei Zufuhr solcher Dosen Kaliumbromid über längere Zeit sahen fast alle Autoren das Auftreten unerwünschter Wirkungen, wie sie heute unter dem Überbegriff "Bromismus" zusammengefaßt werden.
So beschrieb 1879 Krafft-Ebing:
"Regelmässige und erste Erscheinung einer einigermaßen eingreifenden Behandlung (6 bis 8,0 g) sind das Aufschiessen von Acneknötchen, etwa in der 2. - 3. Woche der Behandlung. ... Häufige Folge des Bromkali ist auch das Erlöschen der Reflexerregbarkeit in Rachen und Gaumen" (S. 262).
Weiter schilderte er Mund- und Rachenschleimhautkatarrh mit "abscheulichem Foetor es ore", Herzschmerzen, Gastritis und Diarrhoe. An psychischen und motorischen Störungen traten Stupor, Mattigkeit, Schwäche, Gangataxie und Paresen auf (Krafft-Ebing, 1879, S. 262/263).

---

*) Anmerkung:
1 Gran = 0,061 g
1 Drachme = 3,65 g (Artelt, 1949)

Übereinstimmend schilderten Kraeplin (1883, S. 165) und Meyer/Gottlieb (1910, S. 100) die Begleiterscheinungen der Kaliumbromidtherapie.

Heute gilt Kaliumbromid in der Therapie als obsolet (siehe Tabelle 4 über die in einigen repräsentativen modernen Lehrbüchern der Pharmakologie erwähnten Schlafmittel, S. 78). Die sedative und antiepileptische Wirkung des Broms spielte aber bei der Entwicklung einiger Schlafmittel wie z.B. Neuronal oder Bromural eine Rolle, man versuchte die sedative Bromwirkung zu verstärken, indem man organische Bromverbindungen synthetisierte. Die Hoffnung, auf diese Weise den erwünschten sedativen Effekt zu verstärken und die Gefahr des Bromismus zurückzudrängen, hat sich nicht erfüllt. Wie schon 1907 Eeckhout sowie Takeda und Kwan feststellten, wird das Bromidion im Organismus langsam abgespalten, der hypnotische Effekt ist demnach an die Wirkung des gesamten Moleküls gebunden (R.v.d. Eeckhout, 1907, Takeda, 1911).

3.2. Chloralhydrat

Chloralhydrat ist chemisch das Hydrat des Trichloracetaldehyd:

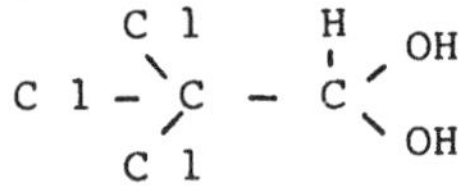

$C\,Cl_3\,CH\,(OH)_2$

Bereits 1832 hatte Justus von Liebig (1803 - 1873) Chloral durch Einwirkung von Chlorkalk auf Aethanol synthetisiert. Die ersten pharmakologischen Untersuchungen fanden 1861 statt. Ein Doktorand Rudolph Richard Buchheims (1820 - 1879), Adolf Trachtenberg, hatte 1861 auf der Suche nach "Substanzen die überschüssigen Alkalien im Blut neutralisieren können" (Trachtenberg, 1861, S. 19) auch Versuche mit Chloralhydrat gemacht. Trachtenberg führte mehrere Versuche am

Menschen in der Dorpater Klinik durch und nahm auch selbst Chloralhydrat. Zwar sind die Pläne für diese Versuche in seiner Dissertation 1861 dargestellt, aber die Ergebnisse selbst wurden von Buchheim erst 1872, also als diese Substanz bereits als Schlafmittel eingeführt worden war, veröffentlicht (siehe Butler, 1970, Schmiedeberg, 1911). Buchheim hatte so lange gezögert, da Chloralhydrat einen sehr unangenehmen Geschmack hatte und er unter den Derivaten der Trichloressigsäure Substanzen mit angenehmerem Geschmack zu finden hoffte. Die "rechtzeitige" Veröffentlichung wurde auch behindert durch die geringe Menge Substanz, die eine ausreichende Anzahl von Versuchen nicht zuließ, und ferner durch das verspätete Erscheinen seines Lehrbuches 1878.

Somit war es dann 1869 Oscar Liebreich (1839 - 1908), der die erste Arbeit über Chloralhydrat als Hypnotikum veröffentlichte und es damit als Schlafmittel in die Medizin einführte.

Über den Wirkungsmechanismus des Chloralhydrats gab es eine lange Diskussion. Liebreich (1869) war der Ansicht, daß durch die, nach damals geläufiger Meinung vorhandenen, Alkalien des Blutes Chloroform freigesetzt wird, wie er es in vitro beobachtet hatte. Zwar ließ sich der pH-Wert des Blutes erst nach der Einführung der pH-Messung 1909 durch Søren Peter Lauritz Sørensen (1868 - 1939) exakt bestimmen, doch bereits 1869 bestritt Jacques Personne (1816 - 1880) das Vorhandensein von Chloroform nach Chloralhydrateinnahme. Er konnte die Substanz weder im Blut, noch im Urin oder der Ausatmungsluft nachweisen. Erst 1875 gelang es Joseph v. Mering (1849 - 1908) und Frédéric Alphonse Musculus (1829 - 1898), nach Einnahme von Chloralhydrat im Harn eine optisch aktive, Chlor enthaltende, reduzierende Säure, die sie Uro-Chloralsäure nannten, zu identifizieren und als das Glukuronid von Trichloräthanol zu bestimmen (1882). Mit dem Nachweis des Trichloräthanols, das im Organismus durch Reduktion entsteht, war die eigentliche Wirksubstanz aufgeklärt.

Chloralhydrat ist ein heute wieder angewandtes Schlafmittel. Forth, Henschler, Rummel empfehlen es 1977 besonders zur Anwendung bei älteren Menschen, wenn eine Barbituratunverträglichkeit besteht. Ebenso betrachten es Kuschinsky/Lüllmann 1966 bzw. 1974 als geeignetes Schlafmittel, weil es schnell im Magen-Darmtrakt resorbiert wird und eine Wirksamkeit von etwa fünf Stunden aufweist.

Rund 100 Jahre früher lauteten die Indikationen sehr viel umfangreicher: Richard v. Krafft-Ebing (1840 - 1902) beschrieb 1879 Chloralhydrat als vortreffliches Hypnotikum, das besonders bei "Melancholie, Manie, besonderen Erscheinungen von Gefäßkrämpfen und zentraler Anämie", aber auch bei "Delirium tremens junger, kräftiger Leute" ein "treffliches Schlaf- und Beruhigungsmittel" sei (Kraeplin, 1879). Theodor Ziehen (1862 - 1950) empfahl es darüber hinaus 1911 auch in Kombination mit Morphin zur Herabsetzung halluzinatorischer Erregung.

Chloralhydrat wurde zumeist per os, gelegentlich auch rektal appliziert. Sowohl R. v. Krafft-Ebing (1879) als auch Emil Kraeplin (1856 - 1926) 1883 waren sich darüber einig, daß die subkutane Anwendung zu starken Schmerzen und zur Abseßbildung führten. Sie empfahlen außerdem die Geschmacksverbesserung mit verschiedenen Substanzen. Theodor Ziehen (1911) hielt besonders die Kombination mit Morphin für ein wirksames Mittel.
Die Vorstellungen über eine wirksame Dosis lagen 1882, wie in der Pharmakopoea Germanica angegeben, vergleichsweise hoch. Die höchste Einzeldosis betrug demnach 3,0 g, während die maximale Tagesdosis 6,0 g nicht überschritten werden sollte.

Heute weiß man, daß die hypnotische Dosis zwischen 0,5 bis 1,5 g liegt und Vergiftungserscheinungen bereits bei 3,0 bis 5,0 g auftreten können (siehe Kuschinsky, 1966).

Daß Chloralhydrat mit Nebenwirkungen behaftet ist, entging auch den ersten Untersuchern der Substanz nicht.
Oswald Schmiedeberg (1838 - 1921) beschrieb in seinem Lehrbuch der Arzneimittellehre (1883/1906) vor allem Kreislauf- und Gefäßwirkungen von Chloralhydrat. Nach seinen Beobachtungen trat ein Tonusverlust der Gefäßwand ein, beginnend im Kopfbereich, vermutlich auch an intrakraniellen Gefäßen. Das führte zu einer ständigen Gefäßerweiterung mit daraus folgendem stetigem Blutdruckabfall.
In größeren Dosen hatte Schmiedeberg Rauschzustände gesehen, die das Ein- oder Tiefschlafen störten.

Carl Binz (1832 - 1913) wies 1882 auf "erythematöse, ekzematöse oder nesselähnliche Hautausschläge" als unerwünschte Nebenwirkung hin, die jedoch nach Absetzen des Mittels wieder zurückgingen.
Wie wir heute wissen (R. Heintz, 1978), stehen beiden Nebenwirkungen von Chloralhydrat die hepatotoxischen Auswirkungen der Substanz im Vordergrund, hinzu kommen die auch schon von Binz beschriebenen Hautveränderungen wie Ekzeme und papulöse Dermatitiden der lokal reizenden Substanz; ferner sensibilisiert Chloralhydrat das Herz gegen die Wirkung von Catecholaminen und ruft Augenveränderungen wie Konvergenzschwäche, Miosis, Ptosis, bei Überdosierung Mydriasis hervor. Außerdem kann es, wie wohl jedes Schlafmittel, eine Abhängigkeit erzeugen (Keup, 1981, Heintz, 1978).

Schon Louis Lewin (1850 - 1929) beschrieb 1927 in seinem Buch "Phantastica", daß es insbesondere kurz nach der Einführung von Chloralhydrat eine regelrechte "Chloralsucht" gab. Nach Lewins Beurteilung zeigt die wiederholte Anwendung des Schlafmittels eine Tendenz zur Gewöhnung mit Neigung zur Steigerung der Dosis, die jedoch geringer als bei der Morphiumsucht sei. Lewin hielt allerdings die Chloralsucht für weitaus gefährlicher als die Morphinsucht, da Chloralhydrat wegen seiner guten Resorbierbarkeit nicht nur schwere ZNS-Störungen, sondern auch einen plötzlichen Herzstillstand auslösen kann. Es gab nach Lewins Angaben auch eine Gruppe von Süchtigen, die Chloralhydrat und Morphium gemischt anwandten.

Auch heute spielt Chloralhydrat wieder eine zunehmende Rolle unter den mißbräuchlich angewandten Stoffen. Robert Heintz (1978) untersuchte mehrere Arbeiten über psychische Störungen im Zusammenhang mit einer Chloralabhängigkeit. Die Störungen reichen von "nervösen Erschöpfungszuständen mit quälender Schlaflosigkeit" (!) über paranoide Psychosen mit Eifersuchts- oder Verfolgungswahn und halluzinatorische Syndrome (mit Vorherrschen der Trugwahrnehmungen im Bereich der Körperfühlsphäre) bis hin zum Vollbild des akuten Delirs. Auch "paralyseähnliche Demenzen sind bei Chloralsucht beobachtet worden" (S. 481).

Abgesehen von den Versuchen Buchheims und Trachtenbergs in der Dorpater Klinik (siehe S. 22/23) prüfte als erster O. Liebreich Chloralhydrat auf seine pharmakologische Wirksamkeit. Er führte 1869 zahlreiche Versuche an Kaninchen, Fröschen und Hunden durch. Diese Tiere erhielten die Substanz entweder als subkutane Injektion oder über eine Magensonde. Danach gab er die Substanz Patienten der Berliner Charité, vor allem Geisteskranken. Dabei ging er anfänglich von sehr kleinen subkutan applizierten Dosen aus und stellte dabei keine örtliche Reizung fest. Mit Dosen von 1,35 g/sc. erzeugte er fünf Stunden Schlaf. Bei oraler Applikation größerer Gaben (3,5 g in einem Weinglas mit Wasser) erzeugte er sechzehn Stunden langen Schlaf.

Mit Chloralhydrat wurde das erste synthetische Schlafmittel in die Medizin eingeführt. Zwar ging Oscar Liebreich dabei

von einer falschen Voraussetzung aus, daß nämlich im Organismus durch Einwirken von "Blutalkalien" Chloroform entstehe, aber damit begann die Suche nach weiteren synthetischen Schlafmitteln, und Chloralhydrat wurde zum Modell anderer halogenhaltiger Hypnotika. Dabei waren es zunächst die Nebenwirkungen auf den Kreislauf und die Atmung, die eine weitere Suche notwendig machten. Sehr schnell hatte Schmiedeberg 1883 die These formuliert, daß die chlorierten aliphatischen Verbindungen weit stärker herzlähmend wirkten, z.B. Chloroform und Chloralhydrat, als die nicht halogenierten Aether und Alkohole.
"Im allgemeinen wird man bei dem Suchen nach neuen Schlafmitteln ... sein Augenmerk auf die halogenfreien Verbindungen zu richten haben, weil sie aus den angeführten Gründen weniger 'giftig' sind" (S. 38).
Aus dieser Vorstellung resultierte, daß das nächste eingeführte Schlafmittel, das Paraldehyd, das 1883 von Vincenzo Cervello (1854 - 1919) beschrieben wurde, halogenfrei war.

3.3. Paraldehyd

Paraldehyd ist ein Kondensationsprodukt des Acetaldehyd, ein cyclischer Äther.

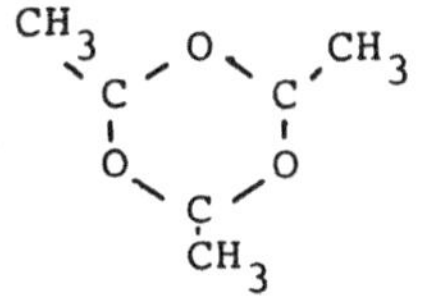

$(CH_3CHO)_3$

1838 beschrieb Hermann Christian von Fehling (1812 - 1885) Kristalle einer Substanz, die sich in der Kälte in einer Flasche mit Acetaldehyd gebildet hatten. Er nahm an, daß sich drei Volumen Aldehyd zu einem Volumen dieser neuen Substanz verdichten. Die Formel $3(C_4H_8O_2)$, die er angibt, ist nicht richtig, aber die Beobachtung, daß ein Molekül Paraldehyd aus drei Molekülen Acetaldehyd entsteht, war zutreffend.

Diese Substanz hatte schon 1848 H. Weidenbusch durch Einwirkung verdünnter Schwefelsäure oder Salpetersäure auf Aldehyd synthetisiert (Weidenbusch, 1848).
1883 berichtete Vincenzo Cervello (1854 - 1919) über Tierversuche mit Paraldehyd und beschrieb seine hypnotischen Eigenschaften und seine Unschädlichkeit.

Paraldehyd wird zum größten Teil in der Leber metabolisiert und über die Lungen abgeatmet (Meyers, Jawetz, Goldfien, 1975). Der Abbau in der Leber geschieht über Acetaldehyd zu Kohlendioxyd und Wasser. Diese Endmetaboliten und die Tatsache, daß ein Teil der Substanz über die Lungen abgeatmet wird, ermöglichen die Gabe dieses Medikaments sogar bei Niereninsuffizienz (s. Forth, Henschler, Rummel, 1977).

Paraldehyd, eine etwas stechend riechende Flüssigkeit, wird auch heute noch angewandt. Forth, Henschler, Rummel (1977) empfehlen das Medikament zur Behandlung hospitalisierter Patienten mit Erregungszuständen, z.B. im Gefolge einer Alkoholentziehungskur, mit Krampfleiden, Eklampsie und Tetanus. Kuschinsky/Lüllmann (1974) schlagen die Anwendung besonders zur Sedierung agitierter Patienten vor.

Schon Emil Kraeplin (1856 - 1926) schätzte Paraldehyd (1883) als ein Mittel, das in kurzer Zeit Schlaf ohne Nebenwirkungen induziert, und er erweiterte die Indikationen um die psychischen Krankheiten wie "maniakalische Erregungszustände", "Melancholie", "agitierter Schwachsinn", "Paralyse" und "Hysterie". Zur Unterdrückung von Halluzinationen hielt er das Mittel allerdings nicht für geeignet.
Als besonders vorteilhaft hob Kraeplin hervor, daß dieses Mittel, das weder den Kreislauf noch die Atmung beeinträchtigte, auch bei Patienten mit Erkrankungen dieser Organsysteme anwendbar sei.

Diese Eigenschaft betonte auch Oswald Schmiedeberg (1838 - 1921) 1906 noch einmal mit Nachdruck. Er wies darauf hin, daß Paraldehyd als halogenfreie Substanz die Erregbarkeit des Respirationszentrums, der Gefäßnervenursprünge und der Herzganglien sehr viel weniger dämpfe als chlorierte Verbindungen, wie z.B. das Chloralhydrat.

Die Vorstellungen über die Dosierung dieses Medikaments haben sich von 1890 bis 1968, d.h. von der Pharmakopoea Germanica Editio III bis zum Deutschen Arzneibuch, 7. Auflage, nicht wesentlich geändert. 1892 wurde als größte Einzeldosis, ebenso wie 1968, 5,0 g angegeben und als größte Tagesdosis 10,0 g, die 1968 auf 15,0 g erhöht wurde.

Die akute Toxizität ist beim Menschen nicht sehr hoch. So gab auch 1906 O. Schmiedeberg an, daß Paraldehyd keine Neben- und Nachwirkungen habe, daß auch kaum akute Vergiftungen selbst bei einer Dosis von 60 bis 105 g möglich seien.

Daß Paraldehyd dennoch nicht nur eine harmlose Substanz ist, geht zum einen daraus hervor, daß es sich bei längerem Stehen an Luft unter Bildung verschiedener toxischer Substanzen zersetzt. Bisher konnten davon Essigsäure und Acetaldehyd identifiziert werden (Heintz, 1978). Die Substanz kann eine hyperchlorämische metabolische Azidose, Leberschädigungen, leichte Nierenschäden und cerebrale Krämpfe hervorrufen.

Schließlich muß auf einige Berichte über Paraldehyd-Mißbrauch hingewiesen werden. Ferdinand Adolph Kehrer (1837 - 1914) berichtete 1910 von einem 39-jährigen Mann, der bis zu 200 g Paraldehyd in 24 Stunden zu sich nahm. Unter dem Mißbrauch entwickelte er Symptome wie Desorientiertheit, Merkstörungen, Ratlosigkeit, eine hochgradige Ataxie, Pupillenstörungen und allgemeine körperliche Schwäche.

Während des Entzugs trat eine leicht euphorische Stimmung auf, und es kam zu drei echten epileptischen Anfällen. Ähnlich schilderte Adolf Oswald (1870 - 1956) 1924 die Symptome des "Paraldehydismus": schlechter Ernährungszustand, Magenstörungen, Tremor der Hände und epileptiforme Anfälle.

Auch L. Lewin beschrieb 1927 den "Paraldehydismus" und berichtete von Kranken, die ca. 35 bis 40 g Paraldehyd täglich, oft länger als ein Jahr, zu sich nahmen. Schließlich nahmen diese Süchtigen das Paraldehyd, trotz seines ausgesprochen schlechten Geschmacks und Geruchs, sogar unverdünnt zu sich. Als extremes Beispiel schildert Lewin den Fall eines Mannes, der im Verlauf von 26 Monaten zu einem wöchentlichen Verbrauch von 480 g Paraldehyd kam.

Berichte aus neuerer Zeit beweisen, daß Paraldehyd in ähnlicher Weise immer noch mißbraucht wird (W. Keup, 1981, R. Heintz, 1978).

Die pharmakologische Prüfung von Paraldehyd hatte Cervello 1882/83 mit Tierversuchen an Fröschen, Kaninchen und Hunden vorgenommen. Er stellte fest, daß Paraldehyd seine volle hypnotische Wirkung entfaltete, ohne die Funktion der Atmung im wesentlichen zu modifizieren. Mittlere Gaben hatten eine Wirkung auf Großhirnfunktionen, während größere Gaben auch das Rückenmark beeinflußten und die Reflexbereitschaft aufhoben. Erst höchste Dosen führen zur Lähmung der Medulla oblongata und zum Atemstillstand.
Als Applikation empfahl er die Einnahme per os; die subcutane Injektion reizte das Gewebe zu stark, und die Aufnahme per Inhalationen war zu langsam. Der Wirkungsort waren nach Cervello die Großhirnhemisphären sowie z.T. die Medulla oblongata und das Rückenmark.

Die ersten Versuche am Menschen machte auf Bitte Cervellos Enrico Morselli (1852 - 1929) in den Jahren 1882/83 (Morselli, 1883). Auch er prüfte Paraldehyd, wie Liebreich das Chloralhydrat, an psychisch Kranken. Er hatte 350 mal Paraldehyd bei den verschiedensten Krankheitsbildern angewandt und beurteilte den Schlaf als ruhig und sicher. Außerdem hatte Cervello Pietro Albertoni (1849 - 1933) gebeten, Versuche mit Paraldehyd auszuführen (Albertoni, 1882).

Mit Paraldehyd war ein halogenfreies Schlafmittel als Alternative zum Chloralhydrat in die Medizin eingeführt, das entsprechend Schmiedebergs Angabe (1883) auch weniger Nebenwirkungen auf Kreislauf und Atmung aufwies. Paraldehyd bedeutete damit eine wertvolle Erweiterung des Arzneimittelschatzes jener Zeit.

3.4. Urethan

Urethane im weiteren Sinne sind Carbaminsäuren. Ihre Grundformel lautet:

$$R_2 - \underset{}{\overset{H}{N}} - \underset{\overset{\|}{O}}{C} - O - R_1$$

Das zuerst dargestellte Urethan war Äthylurethan, der Ester der Carbaminsäure mit Äthanol. Der Äthylester der Carbaminsäure wird daher als Urethan im engeren Sinne bezeichnet.

$$NH_2 - \underset{\overset{\|}{O}}{C} - O - CH_2 - CH_3$$

Jean Baptiste André Dumas (1800 - 1884) hatte 1834 aus Chlorameisensäureäthylester und Ammoniak Urethan dargestellt und bestimmt (Dumas, 1834).
1886 führte es Oswald Schmiedeberg als Schlafmittel in die Medizin ein (Schmiedeberg, 1886).

Das Urethan wird rasch ausgeschieden, zum Teil unverändert mit dem Urin, zum Teil nach Metabolisierung in der Leber.

Urethan erwies sich als ein schwaches Hypnotikum, das besonders bei Kindern angewandt wurde. Adolf Oswald Schmiedeberg (1906) beschrieb Urethan als ein Schlafmittel ohne beeinträchtigenden Geruch oder Geschmack. Nach Schmiedeberg wirkte die im Molekül enthaltene Amidgruppe anregend auf das Atemzentrum, so daß es besonders bei Schlaflosigkeit mit Ateminsuffizienz gut einzusetzen sei. Die Dosen lagen nach Schmiedeberg 1906 zwischen 1,0 bis 3,0 g, größere Dosen erzielten keine Wirkungssteigerung. Kuschinsky/Lüllmann (1966) geben mit 1,0 bis 4,0 g heute ähnliche Dosisempfehlungen.

Urethan verfügt aber noch über andere Wirkungen, die erst sehr viel später offenbar wurden. Die Substanz hat ähnlich mitosehemmende Eigenschaften wie Colchicin.
1946 veröffentlichten E. Paterson und Mitarbeiter einen Bericht über Versuche mit Urethan in der Therapie von Leukämien. Das Medikament wurde eine Zeitlang mit einigem vorübergehenden Erfolg in Tagesdosen von 2 bis 4 g per os zur Therapie Chronischer Myeloischer Leukämie und multiplem Myelom angewandt (Kuschinsky/Lüllmann, 1966, S. 154).
Die Einnahme von Urethan wird oft von Nausea, Erbrechen, Schläfrigkeit, Lymphopenie und häufig Knochenmarkschädigungen begleitet, was an die Nebenwirkungen zytostatischer Substanzen erinnert.

Die ersten Tierversuche führte Schmiedeberg 1886 selbst durch. Er benutzte eine 10- bis 25-prozentige Lösung und arbeitete mit Fröschen, Säugetieren, Vögeln, Kaninchen, Tauben und Hunden. Für die Anwendung des Äthylesters sprach besonders seine Wasserlöslichkeit.
Klinisch geprüft wurde Urethan 1885 von Rudolf v. Jaksch,

Ritter von Wartenhorst (1855 - 1947), 1885 nach Schmiedebergs Angaben von Prof. Jolly an psychisch Kranken, der diese Ergebnisse aber nicht veröffentlicht zu haben scheint, und 1885 von Georg Sticker (1860 - 1960) in der Inneren Klinik Prof. Franz Riegels (1843 - 1904) in Gießen. Dabei hatte Sticker zunächst mit Dosierungen von 1 g, später von 2, 3 und bis zu 4 g gearbeitet, weil sonst die Wirkung zu schwach war. Dabei sah er keine Nebenwirkungen. Er gab das Mittel 27 Patienten in 63 Einzeldosen. Respiration und Kreislauf blieben durch das Medikament unbeeinflußt.

Die Anwendung von Urethan betrachtete Sticker als indiziert bei Patienten, deren Schlafbedürfnis durch innere Unruhe und äußere Reize gestört wird. Auffallend gut hatte es nach seinen Beobachtungen bei Tuberkulose-Kranken mit starken Lungenbeschwerden gewirkt. Nach dem Aufwachen waren die Patienten klar, es wurde kein "hang over" beobachtet.

Zusammenfassend kam Sticker zu den gleichen Ergebnissen wie v. Jaksch: Urethan war ein vortreffliches, das Großhirn beeinflussendes Hypnotikum, das gut verträglich ist, keine unangenehmen Nebenwirkungen hat und einen Schlaf erzeugt, der dem physiologischen gleicht.

Urethan wird heute nur noch als experimentelles Anästhetikum angewandt (Meyers, Jawetz, Goldfien, 1975, S. 253). Die Weiterentwicklung dieser Stoffgruppe führte zu den Carbamaten wie Ethinamat, das als Sedativum und i.v. als Narkotikum in neuerer Zeit Verwendung findet, und den Dicarbamaten wie Meprobamat, einem charakteristischen Sedativ-Hypnotikum.

3.5. Amylenhydrat

Amylenhydrat stellt einen tertiären Alkohol der Formel

$$CH_3 - CH_2 - \underset{OH}{\overset{CH_3}{C}} - CH_3$$

dar.

Er wird auch tertiärer Amylalkohol, Pseudoamylalkohol oder Dimethyläthylcabinol genannt. Die Bezeichnung "Amylenhydrat" wurde der Substanz irrtümlich verliehen, weil diese als ein Hydrat des "Amylens" aufgefaßt wurde.

Amylenhydrat gehört mit Chloralhydrat zu den ältesten synthetischen Schlafmitteln. Es wurde von Karl Adolph Wurtz (1817 - 1884) 1866 zuerst dargestellt (Wurtz, 1868).
Bereits 1885 hatten Joseph v. Mering (1849 - 1908) und Hans Thierfelder (1858 - 1930) das Verhalten tertiärer Alkohole im Organismus erforscht. Sie wiesen nach, daß tertiäre Alkohole bei Kaninchen an Glukoronsäure gebunden im Harn ausgeschieden werden, während bei Hunden und Menschen ein ähnlicher Abbau stattfand wie bei Äthylalkohol (Thierfelder/v. Mering, 1885). Bei diesen Untersuchungen war ihnen auch die schlafmachende Wirkung von Amylenhydrat aufgefallen, so daß v. Mering 1887 Amylenhydrat als Schlafmittel in die Medizin einführte (v. Mering, 1887).

Amylenhydrat ist wieder aus dem Arzneischatz verschwunden. Nach der Einführung der Barbiturate wurde die Anwendung von Amylenhydrat wieder verlassen. V. Mering empfahl Amylenhydrat als Schlafmittel, das in seiner Wirkung zwischen Chloralhydrat und Paraldehyd stand, es zeichnete sich vor Chloralhydrat durch die geringere Beeinträchtigung von Kreislauf und Atmung, vor Paraldehyd durch den besseren Geschmack aus.

Daß Amylenhydrat wieder vom Arzneimarkt verschwand, lag nicht nur an seinem unangenehmen Geruch und lokalen Reizwirkungen, sondern auch daran, daß Amylenhydrat bereits in schlafmachenden Dosen einen rauschartigen Zustand bewirken kann. Erich Harnack (1852 - 1915) und Hermann Meyer hatten 1894 bei Tieren sogar schwere Krämpfe beobachtet (Harnack, 1894).

Obwohl v. Mering keinen Einfluß auf Kreislauf und Atmung beobachten konnte, zeigten sich solche Nebenwirkungen in den nächsten Jahren doch. Überdies wurde bekannt, daß bei wiederholter Anwendung der Substanz Gewöhnung eintrat (Oswald, 1924). Harnack und Meyer beschrieben 1894 Vergiftungen mit Amylenhydrat, die allerdings nicht tödlich endeten (Harnack, 1894).

1893 schilderte Louis Lewin in seinem klassisch gewordenen Werk über "Die Nebenwirkungen der Arzneimittel" auch Nach- und Nebenwirkungen von Amylenhydrat. Vor allem wies er auf Rauschzustände nach Amylenhydrat-Einnahme hin. Daneben beschrieb er Schleimhautreizungen, Brennen im Hals, Übelkeit, Appetitlosigkeit, Verdauungsstörungen, Ödeme an Gesicht und Händen, eine negativ inotrope kardiale Wirkung und Atemdepression als Begleiterscheinungen einer Amylenhydrat-Medikation. Als Nachwirkung trat eine anhaltende Schläfrigkeit der Patienten auf. In diesem Zustand war der Tonus der Extremitäten der Patienten schlaff, die Reflexe aufgehoben und die Pupillen weitgestellt und lichtstarr. Anschließend beklagten sich die Patienten über Kopfschmerz, Schwindel und Magenbeschwerden.
Besonders das Auftreten rauschartiger Zustände stand der weiteren Verwendung von Amlyenhydrat entgegen.

Klinisch-pharmakologisch wurde die Substanz 1887 von v. Mering und C. Scharschmidt geprüft (v.Mering, Scharschmidt 1887). V. Mering verabreichte die Substanz 1887 in Tierversuchen Fröschen, Kaninchen und Hunden. Dabei stellte er fest, daß Atmung und Kreislauf in therapeutischen Dosen wenig beeinflußt werden. In mittleren Dosierungen wirkte Amylenhydrat auf das Großhirn, während größere Gaben auch das Rückenmark und die Medulla oblongata beeinflußten und es zu einer Areflexie kam. Die Intoxikation ist gekennzeichnet durch einen Atemstillstand mit folgendem Herzstillstand.

Diese Ergebnisse der Tierversuche ließen das Amylenhydrat zunächst für den Versuch am Menschen als geeignet erscheinen. V. Mering verabreichte daher das Medikament 60 Patienten in 350 Einzelgaben in Dosen von 3 bis 5 g Substanz.

Die Diagnosen der Patienten, die Amylenhydrat erhielten, schlüsselte v. Mering nur sehr grob auf. Er nannte Patienten mit Schlaflosigkeit infolge Nervosität, geistiger Überanstrengung, Delirium tremens, einen Fall seniler Aufregung, zudem geriatrische Patienten, Rekonvaleszenten, "Anämische", "Pthisiker" und fieberhafte Kranke (Typhus, Gelenkrheuma). Dabei trat nach ca. einer halben Stunde ruhiger, erquickender Schlaf ein, der 6 bis 12 Stunden dauerte. Lediglich bei vier Patienten hatte die Wirkung des Medikaments für einen guten Schlaf nicht ausgereicht. Zwei Kinder mit Keuchhusten schliefen mit 0,2 g Amylenhydrat jedoch gut.

C. Scharschmidt führte 1887 in der Psychiatrischen Klinik in Straßburg auf v. Merings Vorschlag hin ausgedehnte Untersuchungen über die therapeutische Anwendung von Amylenhydrat durch. Zum Vergleich liefen Kontrollversuche mit anderen Schlafmitteln: Chloralhydrat, Paraldehyd, Urethan. Scharschmidt gab 80 Kranken 1050 Dosen Schlafmittel. Er verabreichte Amylenhydrat, das sich in jedem Verhältnis mit Alkohol mischt, in Rum oder Cognac und fügte als Geschmackskorrigens Syrupus Corticis Aurantii hinzu. Diese Form der Applikation bewährte sich allerdings nicht, da die Dosierungen zu ungenau wurden. Außerdem erschwerte der scharfe brennende Geschmack die Einnahme dieser Arzneizubereitung.

Daher zog Scharschmidt Rotwein als Lösungsmittel vor. Er stellte, wie v. Mering, fest, daß Amylenhydrat im Geschmack besser sei als Paraldehyd, aber schlechter als Chloralhydrat. Er hob außerdem hervor, daß man widerstrebenden Patienten auch gegen deren Willen Amylenhydrat als Klysma verabreichen kann.

Die angewandten Dosen lagen zwischen 1,6 und 3,0 g, nur einmal waren 6,0 g zur Erzielung eines Erfolges nötig. Abschließend beurteilte Scharschmidt Amylenhydrat als ein gutes Schlafmittel, das sich in der psychiatrischen Praxis vorzüglich bewährt habe.

Ebenso wie Schmiedeberg bei dem Äthylurethan, versuchte auch v. Mering, nach der Einführung des Amylenhydrats allgemeine Sätze über Konstitutions-Wirkungs-Prinzipien zu finden (s. Kapitel 2).

3.6. Disulfone

Disulfone sind verzweigte, schwefelhaltige Kohlenwasserstoffe:

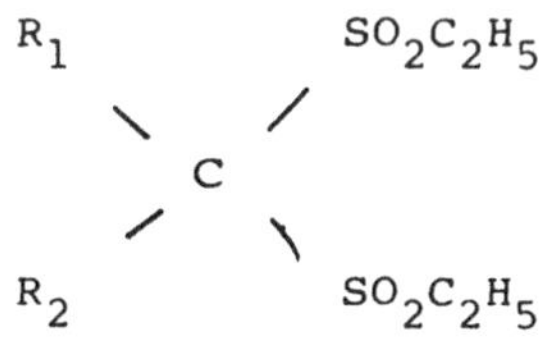

R_1 = CH_3 bei Sulfonal
= C_2H_5 bei Trional und Tetronal
R_2 = CH_3 bei Sulfonal und Trional
= C_2H_5 bei Tetronal

Eugen Baumann (1846 - 1896) berichtete 1885/86 über seine Arbeit mit Disulfonen und Mercaptanverbindungen (Baumann 1886).

Im Sommer 1887 wandten sich dann Baumann und Alfred Kast (1856 - 1903) dem Studium des Abbaus schwefelhaltiger organischer Verbindungen im tierischen Organismus zu. Dabei arbeiteten sie besonders mit Verbindungen, die sich "sowohl durch große Beständigkeit als durch die Mannigfaltigkeit der in ihnen enthaltenen variablen Alkoholradicalen" auszeichneten, den Disulfonen, die Baumann 1866 entdeckt hatte (Kast, 1888).
Bei Versuchen an Hunden fiel auf, daß sie nach Gabe von Disulfonen ataktische Bewegungen bekamen, völlig müde und erschöpft wurden und einschliefen. Nach dem Aufwachen waren die Tiere bald wieder munter, der Appetit war gut, und die Tiere zeigten keine Behinderung beim Fressen. Der Angriffspunkt dieser Wirkung war nach Meinung Kasts die graue Großhirnrinde (Kast, 1888).

Die Disulfone verweilen lange im Organismus, so daß eine Kumulationsgefahr gegeben ist. Kast nahm 1893 an, daß aus den Disulfonen im Körper Äthylsulfosäure entsteht (Kast, 1893). Diese Substanz konnte 1892 ebenfalls Smith nachweisen, allerdings erschien nach seinen Angaben auch ein kleiner Teil des eingenommenen Sulfonals und Tetronals unverändert im Harn (Smith, 1893).
Ein ähnliches Ergebnis erhielt 1894 W. Morro. Er wies nach, daß Sulfonal und Tetronal nur zum Teil in metabolisierter Form und zum Teil unverändert im Urin erscheinen. Nur Trional wird leichter und vollständiger metabolisiert (Morro, 1894).
Bei diesem langsamen Abbau der Substanz war die Gefahr der Kumulation bei steter Zufuhr gegeben. Allerdings gelang es den Forschern auch nicht einwandfrei, das postulierte Metabolisierungsprodukt Äthylsulfosäure im Urin nachzuweisen (Kochmann, 1923).

Kast empfahl die Disulfone 1888 bei "essentieller" und symptomatischer Schlaflosigkeit, darüber hinaus bei Schlaflosigkeit durch Fieber und Erregungszustände psychisch Kranker (Kast, 1888).
Schmiedeberg beurteilte 1905 die Disulfone als langdauernde, die Atmung und den Kreislauf wenig beeinträchtigende Schlafmittel (Schmiedeberg, 1905).

Die Disulfone sind aus dem Arzneischatz verschwunden. Das letzte Mal wurden sie in dem Deutschen Arzneibuch von 1926 erwähnt mit einer Dosierung von 1,0 g als größter Einzeldosis und 2,0 g als höchster Tagesdosis. Kurz nach ihrer Einführung galten noch Dosen von 4,0 g als Einzeldosis und 8,0 g als höchste Tagesdosis (Pharmacopoea Germania, 1890) als zulässig. Aber schon Kast hatte 1893 angesichts der sich mehrenden Berichte über Nebenwirkungen die Dosierungsempfehlung auf 2 g für Männer und 1 g für Frauen beschränkt (Kast, 1893).

Besonders schwerwiegende Nebenwirkungen zeigen die Disulfone an der Niere und im Porphyrinstoffwechsel. Bereits Kast wies 1893 auf die Hämatoporphyrinurie hin, die sofort zum Absetzen des Medikaments zwingt (siehe auch Neubauer, 1900). Richard Stern (1865 - 1911) führte 1894 dann als erster die Nierenschädigungen und Proteinurie nach Disulfoneinnahme auf eine toxische Nephritis zurück. Es kommt zu ausgedehnten Nekrosen der Epithelien der Harnkanälchen, die durch die Ausscheidung der nicht metabolisierten Sulfogruppen entstehen (Stern, 1894).

Schmiedeberg beschrieb 1906 eindringlich die Neben- und Nachwirkungen von Disulfonen. Nach seinen Angaben erzeugte Sulfonal einen "Hang over", der bei psychisch Kranken das Krankheitsbild noch vertiefte. Bei längerer Anwendung mit größeren Dosen kam es zu ausgeprägten Vergiftungserscheinungen wie Schwindel, Kopfschmerz, Ohrensausen, Apathie, Sprachbehinderung, Persönlichkeitsveränderungen, Somnolenz, taumelndem Gang mit Störungen des Koordinationsvermögens, Übelkeit, Erbrechen, hartnäckiger Obstipation und zuweilen Diarrhoe und zu Exanthemen. Im Falle einer schweren akuten Vergiftung tritt ein Rauschzustand auf mit Delirium und Halluzinationen. Die Patienten werden bewußtlos, es kommt zu zerebralen Krampfanfällen, denen dann Atem- und Herzstillstand folgen (Schmiedeberg, 1906).

Über die mißbräuchliche Anwendung des Sulfonals machte 1927 Louis Lewin genauere Angaben. Neben körperlichen Symptomen wie der Hämatoporphyrinurie und vereinzelten Lähmungserscheinungen an den Gliedmaßen und am Rumpf wurden geistige Veränderungen wie Gedächtnisschwäche, Somnolenz und Sprachstörungen beobachtet. Bei Entzug nach drei- bis fünfmonatigem Gebrauch litten die Patienten besonders unter Schwindel und Bewegungsstörungen (Lewin, 1927).

Die klinisch-pharmakologische Prüfung wurde in Tierversuchen von Kast 1887 und von G. Rabbas 1888 in der Irrenanstalt zu Marburg unter Heinrich Aloisius Cramer (1831 - 1893) an Menschen durchgeführt (Kast, 1888, Rabbas, 1888).
Im Sommer 1887 untersuchte Kast in einer größeren Anzahl von Tierversuchen die Frage des Verhaltens der Disulfone im Organismus. Über Anzahl und Methodik dieser Versuche macht Kast 1888 keine genauen Angaben.
Nach den Tierversuchen sah sich Kast berechtigt, das Medikament auch am Menschen zu prüfen. Zunächst wandte er in ca. 20 Versuchen das Mittel an "gesunden kräftigen Männern", darunter sieben Ärzten, an (Kast, 1888). Sie vertrugen Dosen von 3 bis 4 g ohne unangenehme Nebenwirkungen.

Anschließend gab er in 120 Einzelversuchen 30 Patienten der "Klinik des Herrn Geh. Hofrath Bäumler" sowie in einer Privatklinik Sulfonal. Über eine größere Versuchsreihe in der Irrenanstalt von Marburg unter Heinrich Aloisius Cramer (1831 - 1893) berichtet allerdings 1888 G. Rabbas. *) Cramers Sohn August Cramer, Klinikpsychiater in Freiburg im Breisgau, hatte Kasts Bitte um die klinische Prüfung von Sulfonal an seinen Vater weitergeleitet (Kast, 1888). Diese Versuche führte Heinrich Cramer in Marburg am Anschluß an Rabbas Versuche weiter, worüber August Cramer (1860 - 1912) 1888, zusammen mit seinen eigenen Versuchen, berichtete (Cramer, 1888).

Kast veröffentlichte 1888 seine Versuche, die in der Mehrzahl bei an "nervöser" Schlaflosigkeit leidenden, neurotischen Patienten oder bei Patienten mit einer zerebralen Übererregbarkeit organischer Ursache ausgeführt worden waren, außerdem bei einigen geriatrischen Patienten mit unzureichendem Schlaf, ferner bei Herzkrankheiten und bei einem alten Mann mit seniler Demenz und äußerst lebhaften Delirien. Fast ausnahmslos waren die Patienten nach einer halben bis zwei Stunden ruhig und für fünf bis acht Stunden fest eingeschlafen. Aus diesem Schlaf erwachten sie ohne unangenehme Folgeerscheinungen. Der Assistenzarzt der Marburger Irrenanstalt, G. Rabbas, beschrieb 1888 seine Erfahrungen mit Sulfonal. Er hatte 27 Patienten 220 Einzelgaben Sulfonal gegeben und lobte dessen gute Wirkung sowie den guten Geschmack und Geruch. Der Schlaf war nach einer halben und seltener nach ein bis zwei Stunden eingetreten und hatte sechs bis acht Stunden gedauert. Nach dem Erwachen sah Rabbas nie einen "Hang over".

---

*) Anmerkung: In diesem Zusammenhang möchte ich auf die Dissertation von Susanne Gutberlet "Die Vorgeschichte der Marburger Universitätspsychiatrie und die Berufung Heinrich Cramer's zum Direktor der Psychiatrie", Med. Diss., Marburg, 1981, hinweisen.
Gutberlet erwähnt allerdings die hier geschilderten Versuche nicht.

Diese Versuche wurden dann, wie August Cramer 1888 berichtete, von Heinrich Cramer in Marburg fortgesetzt. Dieser gab 24 Patienten 215 Einzeldosen Sulfonal; August Cramer selbst hatte ab März 1888 in Freiburg an 25 Patienten in 192 Einzelversuchen Sulfonal geprüft. Er faßte die Ergebnisse (407 Beobachtungen an 59 Personen) folgendermaßen zusammen:

25 Patienten mit "Melancholie", 9 mit "Hysterie", 8, die an "Manie" litten, 4 Fälle von "Paralyse", 2 von "Paranoia" und ein Kranker mit "Hebephrenie".
Diese 407 Einzelversuche führten in 377 Fällen zum Erfolg (= 92,6 %),d.h. zu fünf- oder mehrstündigem Schlaf. Als Präparat diente "Sulfonal Bayer" von der Firma Ludwig Bayer und Co., Elberfeld. Das Medikament wurde Patienten auf Wachstationen gegeben, wo diese ständig unter Kontrolle waren. Zugeführt wurde es in Bier, Wein, Wasser, Kaffee etc. gelöst. Nur bei einigen Patienten wurde das Mittel ohne deren Wissen in die Nahrung gerührt, und zwar dreimal wurden 2 g Substanz ins Abendessen gegeben.

August Cramer stimmte mit Rabbas in der Beurteilung der Wirkung und Nebenwirkungen überein und empfahl das Sulfonal als ein für die psychiatrische Therapie wichtiges und gutes Schlafmittel.

Zwei Jahre später, 1890, berichteten Rumpel und Barth über Versuche, die sie mit Trional und Tetronal im Allgemeinen Krankenhaus in Hamburg-Eppendorf durchgeführt hatten. Auch sie stuften die Disulfone als gute Schlafmittel ein (Rumpel, Barth, 1890).

1891 berichtete Ernst Schultze (1865 - 1938) aus der Provinzial-Irrenanstalt zu Bonn über Versuche mit Trional und Tetronal (Schultze, 1891). Er konnte sich bereits auf eine

"Masse an Literatur" über Nebenwirkungen des Sulfonals beziehen. Hierzu gehörten Kopfschmerzen, Schwindel, Erbrechen, Appetitlosigkeit, Exantheme, Ataxie, Pollutionen etc. Daher wollte Schultze die Anwendbarkeit von Trional und Tetronal in seinem Spezialgebiet, der Psychiatrie, prüfen. Dazu führte er mit 1000 g Trional bzw. 700 g Tetranol 600 bzw. 400 Einzelbeobachtungen durch.
Die Einzelgaben lagen bei 1 bis 4 g. Das Pulver wurde meist nach dem Abendessen, eine halbe Stunde vor dem Schlafengehen, in einer großen Menge warmen Wassers gegeben oder unter die Abendsuppe gemischt. 76 Patienten, die Schultze folgendermaßen charakterisiert, erhielten die Substanz: 20 Patienten mit "Manie", 8 mit "Paranoia", 16 Patienten mit "Melancholie" und 17 "Schwachsinnige mit Erregungszuständen". Nach seiner Meinung war Tetronal der Wirksamkeit von Trional unterlegen.

Analog zu Sulfonal beobachtete er eine Wirkungsverbesserung bei Verabreichung von mehreren kleinen Dosen am Tag. Das beruhigte die Kranken, zum Teil seien sie aber trotzdem noch in der Lage gewesen, Feldarbeit zu verrichten oder im Haus mitzuarbeiten. Der Schlaf war innerhalb einer Stunde eingetreten. Als Nebenwirkungen beschrieb Schultze bei Tetronal das Auftreten einer Ataxie bei zwei Patienten besonders am Morgen, die sich erst im Laufe des Tages besserte.
Trional provozierte fünfmal wenige Stunden nach der Einnahme Erbrechen und rief sogar noch am nächsten Tag Appetitlosigkeit hervor, die allerdings nach Schultzes Angaben bald wieder verschwand. Auf Lunge, Herz und Nieren übten diese Mittel aber keine unangenehmen Wirkungen aus.
Diese Ergebnisse seiner Untersuchungen hielt Schultze für objektiv, da er das jeweilige Mittel ohne Wissen oder Zustimmung der Patienten angewandt hatte.

Insgesamt waren nach seinem Urteil die Medikamente in ihren Eigenschaften dem Sulfonal überlegen, da sie weniger Nebenwirkungen hätten und der Wirkungseintritt schneller sei.

Die Bedeutung der Disulfone liegt vor allem darin, daß Baumann und Kast bei ihrer Einführung über die Äthylsubstitution gearbeitet hatten (1889). Sie waren zu der Erkenntnis gekommen, daß die schlafmachende Wirkung einer Substanz durch die Anzahl der Äthylgruppen im Molekül bestimmt wird. Damit war ein sehr wichtiges Prinzip der Schlafmittelsynthese gefunden (siehe Kapitel 2).
Als Medikamente verschwanden die Disulfone Ende der zwanziger Jahre des 20. Jahrhunderts aus dem Arzneischatz, da sie aufgrund ihrer langsamen Resorption und verzögerten Ausscheidung mit erheblichen Nebenwirkungen behaftet sind.

3.7. Barbiturate

Die Barbitursäure ist ein cyclisches Kondensationsprodukt aus Harnstoff und Malonsäure. Die chemische Bezeichnung ist 2, 4, 6 - Trioxoperhydropyrimidin.

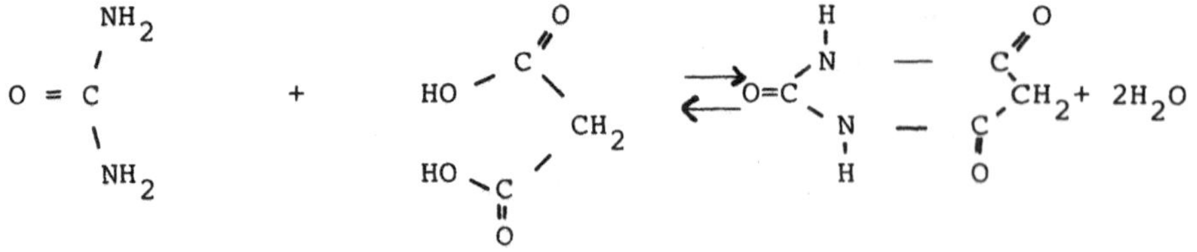

Harnstoff Malonsäure Barbitursäure

Die Barbitursäure selbst ist nicht hypnotisch wirksam.

1863 beschrieb Adolf von Baeyer (1835 - 1917) in seiner Mitteilung "Untersuchungen über die Harnsäuregruppe" als erster die Synthese von Barbitursäure, der er auch den Namen gab. Er stellte Barbitursäure aus Violursäure her (siehe Schema folgende Seite 46/47).

Die noch heute gültige Formel für Barbitursäure fand Eduard Mulder (1832 - 1924), der sie 1873 veröffentlichte.
Sechs Jahre später gab Edouard Grimaux (1835 - 1900) einen anderen, direkten Syntheseweg für die Barbitursäure aus Malonsäure und Harnstoff bekannt. Er benutzte dazu $POCl_3$.
Bereits 1882 stellten Max Conrad (1848 - 1920) und Max Guthzeit (1847 - 1916) neben anderen Derivaten auch die Diäthylbarbitursäure, das spätere Veronal®, gemäß dem von Grimaux angegebenen Syntheseweg dar. Sie stellten monoalkylsubstituierte Barbitursäuren, barbitursaure Salze, dialkylsubstituierte Derivate und Derivate der Violursäure her.
Die Diäthylbarbitursäure gewannen sie aus der Umsetzung von Dibarbitursilbersalz mit Jodäthyl.

Aber erst als Emil Fischer (1852 - 1919) 1903 Diäthylbarbitursäure aus Diäthylmalonsäure und Harnstoff herstellen konnte und Joseph v. Mering (1849 - 1908) und E. Fischer die schlafmachenden Eigenschaften dieser Substanz erkannten, wurde dieser Stoff als Veronal® bzw. Medinal® von Merck und Bayer bzw. Schering industriell hergestellt und auf den Arzneimittelmarkt gebracht.

Die Resorption von Veronal® durch die Schleimhäute des Magen-Darmtraktes ist gut, nach subkutaner Injektion findet sie in Abhängigkeit von dem verwandten Lösungsmittel langsamer statt (siehe Kleist, 1904, Winternitz, 1908, Bachem, 1910).
Veronal® wird zum Teil unverändert im Urin ausgeschieden (Fischer, v. Mering, 1904), zum Teil in der Leber durch Oxidation am C_5 Atom metabolisiert. Der metabolisierte Anteil

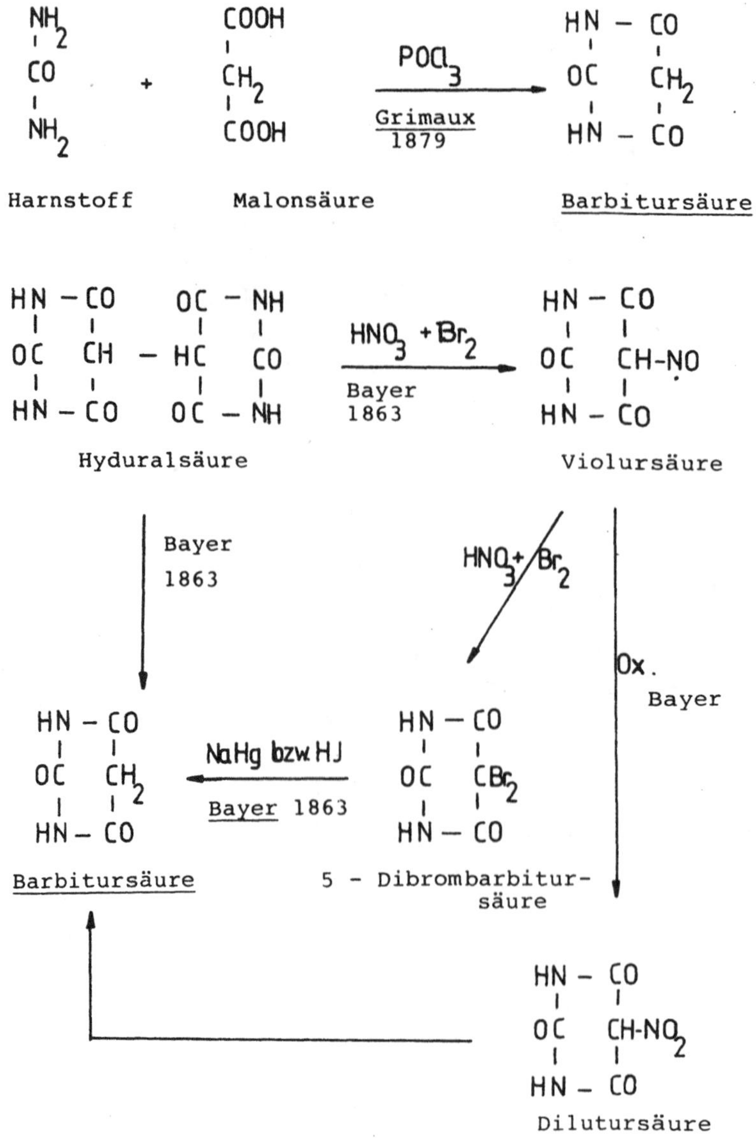

(nach Carter, 1951)

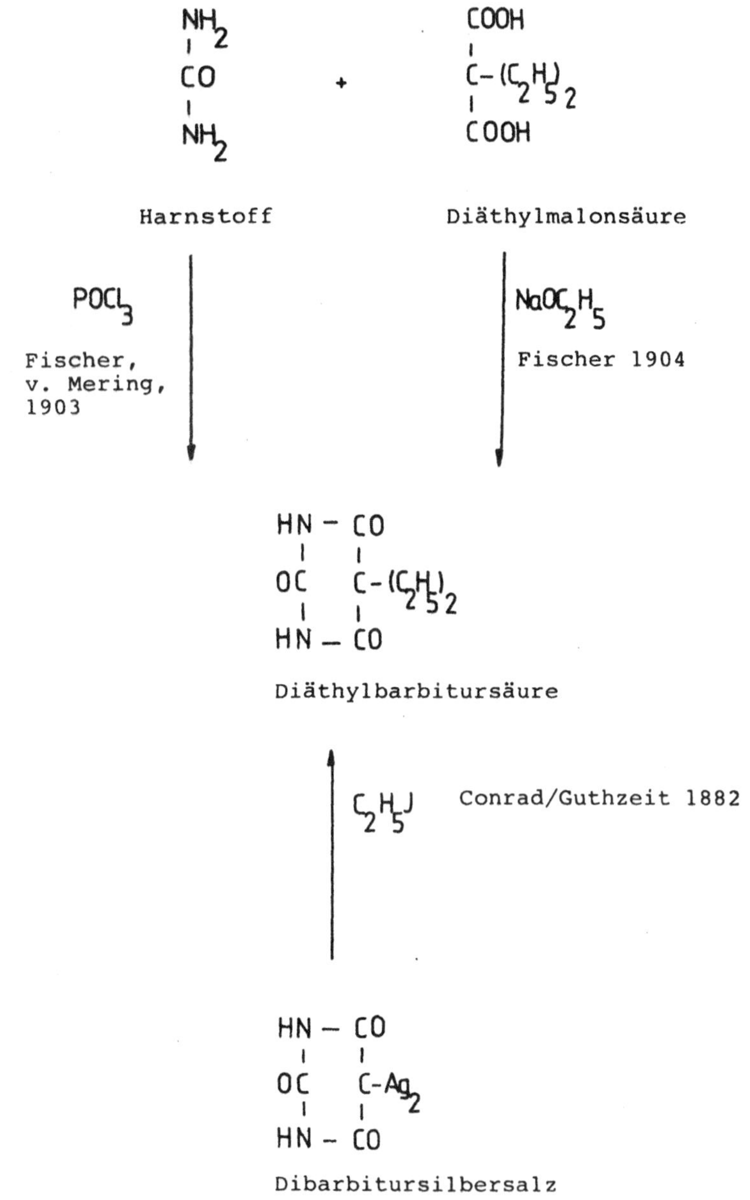

(nach Carter, 1951)

wird bestimmt durch den Ringaufbau und die Substitution. Da die Substanz sehr langsam abgebaut und ausgeschieden wird, ist Kumulationsgefahr und eine lange Nachwirkungsdauer von Veronal® gegeben (Kleist, 1904; Ph. Fischer, J. Hoppe, 1909; Bachem, 1910).

Diäthylbarbitursäure - Veronal® - war ein sehr starkes, sicher wirkendes Schlafmittel. Es übertraf alle Schlafmittel, die 1903 bei seiner Einführung im Handel waren. Heute ist es als sehr - zu - lang wirkende Substanz von Phenobarbital (Luminal® , Phenaemal®) verdrängt worden.

Fischer und v. Mering (1903) betonten neben dieser ausgezeichneten hypnotischen Kraft auch die leichte Herstellung der Substanz. Geschmack und Löslichkeit des Stoffes waren für den praktischen Gebrauch geeignet.
Sie gaben als Richtwert eine durchschnittliche Dosis von 0,5 g an, die aber auch bis zu 1 g gesteigert werden konnte. Bei Frauen und schwächlichen Personen reichte oft eine Dosis von 0,3 g. Die Wirkung trat nach etwa einer halben Stunde ein. Als besonders geeignete Applikationsform bevorzugten Fischer/v.Mering das Auflösen des Pulvers in einer Tasse warmer Milch.

Schmiedeberg gab 1906 in seinem Grundriß der Pharmakologie schon etwas höhere Dosen an, nämlich 0,5 bis 1,5 g. Für Mädchen und Frauen reichten seiner Meinung nach 0,25 bis 0,3 g aus. Er hielt eine Dosissteigerung bis zu 2 bis 3 g bei starker Erregung und Unruhe aber noch für unbedenklich. Als maximale Tagesdosis nannte Schmiedeberg 8,0 g.

Gleiche Richtwerte schlug 1911 Ziehen in seinem Psychiatrielehrbuch vor (Ziehen, 1911). Diese Dosierungen sind sehr hoch, wie die Erfahrungen von A. Oswald (1924) und L. Lewin (1927) zeigten. Oswald gibt als therapeutische Dosis nur 0,5 g an. Die tödliche Dosis lag nach seinen Angaben bei 4,5 bis 5 g, wenn auch vereinzelt die Einnahme von 5,0 g überlebt wurde. L. Lewin sah Fälle von Barbituratsucht schon nach längerem Gebrauch von nur 0,5 g täglich. Tödlich endete meist der Mißbrauch von 1 bis 2 g pro Tag über einen längeren Zeitraum.

In heutigen Pharmakologielehrbüchern wird die zulässige Dosis für Veronal® mit 0,25 bis 0,5 g angegeben (Meyers, Jawetz, Goldfien, 1975).
Diäthylbarbitursäure wurde per os empfohlen, entweder aufgelöst in warmen Getränken oder Suppen oder auch (Ziehen, 1911) auf Salz-Butterbrote gestreut zur unbemerkten Applikation in der Psychiatrie.

Zur therapeutischen Anwendung empfahlen Fischer/v. Mering Veronal® bei Schlaflosigkeit (Fischer, v. Mering, 1903).
Dazu kam die Anwendung im psychiatrischen Bereich.
W. Fischer prüfte Veronal® als erster 1903 in der psychiatrischen Klinik in Jena mit gutem Erfolg (W. Fischer, 1903).
Ebenso empfahl es Th. Ziehen 1911 als geeignetes Schlafmittel (Ziehen, 1911).
Später erweiterte sich die Indikation für die Barbiturate erheblich. Besonders die Einführung von Luminal® (Phenobarbital) als Antiepileptikum durch Alfred Hauptmann (1881 - 1948) 1912 sowie die Anwendung von Evipan® (Hexobarbital) 1932 als i.v. Narkotikum durch Hellmuth Weese (1897 - 1954) und W. Scharpff erweiterten das therapeutische Spektrum der Barbiturate erheblich.
Heute werden Barbiturate angewandt als Sedativa, Hypnotika, Narkotika, Antiepileptika bzw. Antikonvulsiva. Welche dieser Eigenschaften bei dem jeweiligen Medikament im Vordergrund steht, hängt von der Variation der Grundstruktur und der Substituenten ab.

Die hypnotische Wirkung der Barbitursäure tritt erst dann auf, wenn beide H-Atome am C-5 substituiert sind, ein Substituent in offener Kette vorliegt und beide Substituenten etwa 4 - 8 Atome haben.

Bereits die Hundeversuche von Fischer und v. Mering hatten gezeigt, daß Veronal® ein lange andauerndes Mittel ist. Der Hund schlief bzw. war benommen über 20 bis 31 1/2 Stunden (Fischer/v. Mering, 1903). Damit war schon bei der Einführung eine sehr wichtige Nebenwirkung des Veronals® umrissen: es erzeugt einen lange dauernden "Hang over".

1906 beschrieb Schmiedeberg diese Nebenwirkung folgendermaßen: es entstanden Kopfschmerzen, Benommenheit, mehrere Tage anhaltende Schlaftrunkenheit und sogar komatöse Zustände (Schmiedeberg 1906). Nach den Versuchen von H. Winternitz (1908) und K. Beckmann (1915) wurde auch eine weitere wichtige Nebenwirkung bekannt, nämlich die Atemdepression (Winternitz, 1908; Beckmann, 1915). Dazu kommt - wie auch bei anderen Schlafmitteln - die besondere Eignung zum Mißbrauch.

L. Lewin beschrieb 1927 den Veronal-Mißbrauch. Veronal euphorisiert und veranlaßt zur Dosissteigerung. Die Auswirkungen des ständigen Mißbrauches sind motorische Unsicherheit, Schwäche, taumelnder Gang, lallende Sprache, Anregung der Phantasie und ein Rauschzustand (Lewin, 1927). Mit zunehmender Dauer des Veronal-Mißbrauchs verstärken sich diese Symptome. Das kann, nach Lewin, schon bei Tagesdosen von bis zu 0,5 g der Fall sein. Die körperliche "Empfindlichkeit" des Abhängigen beeinflußt das Voranschreiten der Symptome. Ist diese Empfindlichkeit groß, so kommt es schnell zu Stoffwechselstörungen, rapider Abmagerung, Störungen der Hämatopoese, sogar zum Auftreten von Hämatoporphyrin im Urin.
Bis zum Auftreten solcher Symptome verging in der Regel ein

halbes Jahr. Lewin beschrieb unter anderem den Fall eines hysterischen Mädchens, das 11 1/2 Monate auf ein altes Rezept hin täglich Veronal® zu sich nahm, zuletzt 1 bis 2 g pro Tag. Sie verfiel körperlich zunehmend und verbrachte sieben Monate im Bett. Die Ausfälle wie zunehmender Kräfteverfall, Brechneigung, lebhafte depressive Erregtheit, leichte Verwirrtheit, Erinnerungstäuschungen, defekter, taumelnder Gang veranlaßten schließlich ihre Einweisung in eine Anstalt. Dort verstärkten sich die Bewußtseinsstörungen, unterbrochen von klaren Intervallen. Nach 11 Tagen traten seitenbetonte Krämpfe der Gesichtsmuskulatur (wohl Jackson-Anfälle), Pupillenstarre und generalisierte Krämpfe auf. Sie verstarb im Krampfanfall. Lewin bezieht diesen Krankheitsverlauf und Tod auf den ausgeübten "Veronalismus" (Lewin, 1927).
1927 waren nach Lewins Angaben "Veronalisten" häufig.
Auch 1981 gehören sämtliche Barbiturate zu den häufig mißbräuchlich angewandten Medikamenten (Keup, 1981).

Fischer/v. Mering arbeiteten 1903 mit Hunden, als sie die verschiedenen Derivate der von ihnen hergestellten Diäthylessigsäure- und Barbitursäurederivate untersuchten. Sie beschrieben, daß sie Diäthylmalonylharnstoff (Veronal) einem 7 1/2 Kilo schweren Hund gaben, der daraufhin eine Stunde später einen schwankenden Gang zeigte, sich niederlegte und dann, mit Unterbrechung zum Fressen, 20 Stunden schlief.
Drei Tage später wiederholten sie den Versuch mit demselben Hund. Sie gaben ihm 1,5 g Substanz. Der Hund schlief nach 20 Minuten ein und dann 22 1/2 Stunden fest. Anschließend war er noch benommen und seine Motorik gestört. Erst 19 Stunden später zeigte er sich wieder völlig normal. Sein Appetit war allerdings ungestört geblieben.

Diese Versuchsergebnisse überzeugten Fischer und v. Mering, daß die Prüfung am Menschen unbedenklich war (Fischer/v.Mering, 1903).

W. Fischer prüfte Däthylmalonylharnstoff 1903 in der psychiatrischen Klinik in Jena. Im Winter 1902/03 hatte er 83 Patienten diese Substanz verabreicht. Die 83 Patienten - 67 Frauen, darunter ein 12jähriges Mädchen, und 16 Männer - litten unter psychischen oder neurologischen Erkrankungen (W. Fischer, 1903).
(Die Diagnosen schlüsselte W. Fischer folgendermaßen auf: Einfache Schlaflosigkeit (1), Tropho-Neurose (1), Morphin-Entzug (1), Lues cerebri (1), Sclerosis disseminata (1), chronischer Alkoholismus (1), Epilepsie (1), Hysterie (vulgäre Form) (5), hysterischer Dämmerzustand (1), hysterische Psychose (11), Neurasthenie (10), Erschöpfungspsychose (3), Irresein aus Zwangsvorstellungen (2), Zirkuläres Irresein (3), akute halluzinatorische Verwirrtheit (3), Senile Depression (1), Mania acuta (5), Melancholia acuta (11), Periodische Melancholie (1), Paranoia simplex (1), Paranoia hallucinatoria acuta (3), Paranoia hallucinatoria chronica (7), Dementia praecox (1), Dementia paralytica (5), Dementia senilis (3)).
Die Patienten erhielten 0,5 bis 1,0 g, seltener auch 1,5 bis 2,0 g der Substanz in warmer Milch oder Tee gelöst oder als Oblaten. Die Wirkung setzte nach einer halben bis einer Stunde ein. Das Medikament wirkte bei 7 Patienten gar nicht, bei 16 mangelhaft und bei den übrigen 60 Patienten sehr gut. In diesen Fällen dauerte der erreichte Schlaf sechs bis zehn Stunden.

W. Fischer konnte bei seinen Untersuchungen keine bedrohlichen Nebenwirkungen beobachten. Als unangenehme Eigenschaften beschrieb er aber Übelkeit, Erbrechen, Benommenheit und Schläfrigkeit am nächsten Tag - Symptome, die er bei 7 Patienten sah.
Insgesamt beurteilt Fischer Diäthylmalonylharnstoff (Veronal) als ein sehr gutes und sicheres Schlafmittel mit geringen Nebenwirkungen.

1903 wurde von E. Fischer und J. v. Mering mit "Veronal" das erste Barbiturat in die Medizin eingeführt.
In der folgenden Zeit wurden viele Derivate der Barbitursäure entwickelt, die ein weites Wirkungsspektrum umfassen.
Heute spielen die Barbiturate als Narkotika, Sedativa, Antikonvulsiva immer noch eine große Rolle im Arzneimittelschatz. Offizinell nach dem Europäischen Arzneibuch sind Barbital (Veronal®), Phenobarbital (Luminal®), Cyclobarbital-Calcium (Phanodorm®), Pentobarbital (Nembutal®), Hexobarbital (Evipan®) und Thiopental-Natrium (Trapanal®).
Hexobarbital als N-substituierte Verbindung wird rasch abgebaut und eignet sich daher besonders zur intravenösen Narkose, ebenso wie das Thiopental-Natrium, das als Thiobarbiturat ebenfalls rasch metabolisiert wird.

3.8. Säureamide

Säureamide sind Carbonsäuren, deren OH-Gruppe durch NH_2 substituiert ist. Am Anfang der als Schlafmittel verwendeten Säureamide steht das Neuronal, ein Derivat des Acetamids, das zwei Äthylgruppen und ein Bromatom enthält.

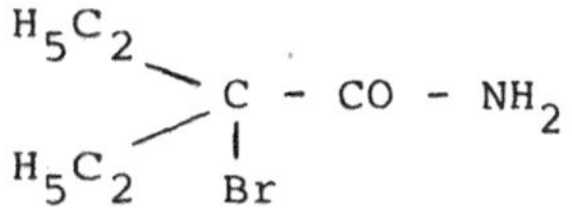

Neuronal
Bromdiäthylacetamid

1904 veröffentlichten G. Fuchs und Ernst Schultze (1865 - 1938) in der Münchener Medizinischen Wochenschrift einen Artikel, in dem sie Neuronal, Bromdiäthylacetamid, in die Medizin als Schlafmittel einführten (Fuchs, Schultze, 1904).

Bis 1923 war über die Säureamide lediglich bekannt, daß an der Wirkung das Molekül als Ganzes beteiligt ist und daß sie hauptsächlich in der Leber abgebaut werden. Gewöhnung und Kumulation hatte man nicht beobachtet.
Neuronal war nicht lange auf dem Arzneimittelmarkt, in den offiziellen deutschen Arzneibüchern fehlt dieses Medikament.

Arthur Siebert, der 1904 mit Neuronal in der Bonner Provinzial-Heil- und Pflegeanstalt arbeitete, empfahl diese Verbindung, wie auch Schultze und Fuchs, als gutes Schlafmittel bei leichter und schwerer Schlaflosigkeit. Er sah eine gute Wirksamkeit bei Erregungszuständen psychisch Kranker. Besonderes Gewicht legte Siebert auf die guten Erfolge in der Anwendung von Neuronal bei Epileptikern. Er erklärte diese Tatsache mit dem hohen Bromgehalt des Neuronals von 41 %. Fuchs und Schultze hatten aus diesem Grunde auch eine gute antikonvulsive Wirkung erwartet. Sie wiesen auf Charles Locock (1799 - 1875) hin, der 1857 die Anwendung von Kaliumbromid bei Epilepsie eingeführt hatte.
Die Dosierung lag bei 0,5 bis 1,2 g bei leichter und 1,5 bis 2,0 g bei schwerer Schlaflosigkeit (Siebert, 1904, s.o.).

Als Nebenwirkungen traten ein Brennen in der Speiseröhre, Aufstoßen, Erbrechen auf, zudem wirkte es laxierend. Selten kam es auch zu einem "Hang over", der von Tachykardien begleitet wurde. Überdies erwies sich der schlechte Geschmack des Neuronals als sehr unangenehm (Siebert, 1904).

Die pharmakologische Prüfung von Bromdiäthylacetamid (Neuronal) wurde von Fuchs und Schultze 1904 durchgeführt. Dabei stellten sie fest, daß Neuronal einen sehr langen und tiefen Schlaf hervorrief, aus dem die Tiere frisch wieder erwachten (Fuchs, Schultze, 1904).

Nachdem Arthur Siebert die Substanz an Gesunden geprüft hatte, verabreichte er 1904 Neuronal in der Provinzial-Heil- und Irrenanstalt zu Bonn in großem Umfang. Über einhundert männliche Patienten erhielten in ca. 350 Einzeldosen 450 g Neuronal (Siebert, 1904).
In der Regel gab Siebert Neuronal per os als Pulver, wobei er Wasser nachtrinken ließ, um den Wirkungseintritt des Medikamentes zu beschleunigen. Da Neuronal einen sehr schlechten Geschmack hat, verweigerten einige Patienten die Einnahme oder klagten über ein Brennen in der Speiseröhre. Daher empfahl Siebert die Applikation in Form von Oblaten.

Eine sehr gute Wirksamkeit zeigte Neuronal nach Sieberts Angaben bei unkompliziertem Schlafmangel in der Rekonvaleszenz bzw. bei Remissionen von Psychosen verschiedenster Art, bei Neurasthenie, bei seniler Demenz mit mäßiger motorischer oder verbaler Unruhe und bei leichteren depressiven Verstimmungszuständen. Zwanzig Patienten Sieberts litten unter diesen Krankheiten. Sechs Patienten charakterisierte er folgendermaßen: Schlafpausen werden durch Unruhe kompliziert. Es handelte sich um Patienten mit "Altersblödsinn" mit stärkerer motorischer Erregung, Patienten mit Involutions- und senilen Melancholien mit stärkerem Hervortreten hypochondrischer Ideen und Angstzuständen. Eine dritte Gruppe setzte sich aus Patienten zusammen, die an einem Schlafmangel aufgrund von Halluzinationen litten. Siebert beobachtete an fünf Patienten aus dieser Gruppe nach Verabreichung von Neuronal eine gute schlafmachende Wirkung des Mittels. Zwei Patienten litten unter deliranter Verwirrtheit und großer motorischer Unruhe, bei ihnen erwies sich Neuronal als von geringerer Wirkung. Der Schlaf trat oft erst nach eineinhalb Stunden für vier bis fünf Stunden ein. Bei zwei Alkoholdeliranten blieb die Therapie mit Neuronal ohne Erfolg.
Sodann erhielten vierzehn manische Patienten Neuronal, bei denen bei mäßiger Erregung das Medikament gut wirkte, aller-

dings bei stärkerer Erregung oft versagte. 18 "paralytischen" Patienten und 13 Kranken mit hebephrenen und katatonen Erregungen brachte die Substanz bei Dosen von 1,5 g regelmäßig Schlaf.

Aufgrund der damals bekannten günstigen Wirkung bromhaltiger Verbindungen bei verschiedenen Epilepsieformen prüfte Siebert die Verwendung des bromhaltigen Neuronals als Antiepileptikum. Allerdings konnte er in diesem Fall nur wenige Patienten beobachten, er kam zu keinem eindeutigen Ergebnis. Er stellte zwar eine leichte Beruhigung in einigen Fällen fest, die jedoch die Minderzahl darstellten. Das Medikament hatte aber eine günstige Wirkung auf den epileptischen Kopfschmerz. Die Dosen lagen meist zwischen 0,5 und 1,5 g; manchmal gab er aber auch 2,0 oder 3,0 g Substanz.

Siebert schloß seine Untersuchungen mit folgendem Resümee: "Das Neuronal ist ein in Gaben von 0,5 bis 1,0 g bei leichter, von 1,5 bis 2,0 g bei schwerer Schlaflosigkeit und bei Erregungszuständen Geisteskranker verschiedener Art, besonders auch der Epileptiker, gut wirkendes Schlafmittel, das dem Trional am nächsten kommt, ohne dass es dessen kumulative Eigenschaften zu besitzen scheint. Eindeutige Nebenwirkungen bedenklicher Natur wurden bis jetzt nicht beobachtet. Bei dem Neuronal sind wir somit um ein schätzenswerthes Hypnotikum reicher geworden".

Mit den Säureamiden war zum ersten Mal seit der Einführung des Chloralhydrat wieder die Halogenierung zur Verstärkung der schlafmachenden Wirkung einer Verbindung aufgegriffen worden. Zum anderen wurde neben den Urethanen und den Barbituraten wieder eine stickstoffhaltige Substanz in die Reihe der Schlafmittel eingeführt.
Neuronal konnte sich nicht lange auf dem Arzneimittelmarkt halten, in den Deutschen Arzneibüchern fehlt es ganz.

3.9. Monoureide

Die Monoureide sind Acetylharnstoff-Derivate mit folgender Grundstruktur; im Gegensatz zu den Barbituraten ist nur eine Aminogruppe des Harnstoffs acyliert:

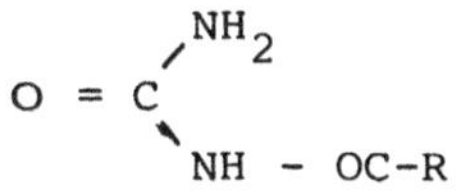

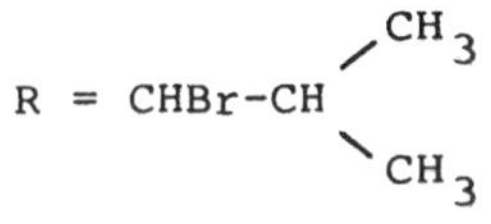

Bromisoval (Bromural®)

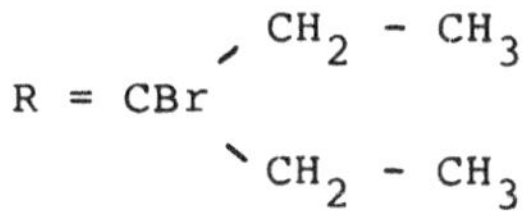

Carbromal (Adalin®)

Als erstes Medikament dieser Gruppe wurde das Bromisoval (Bromural®) in die Medizin eingeführt. Die pharmazeutische Firma Knoll & Cie. veröffentlichte 1907 im Chemischen Zentralblatt (1907, S.655) eine lakonische Mitteilung über das Reichspatent D.R.P. 185 962 vom 3.3.1906 über ein Verfahren zur Darstellung von α - Bromisovalerianylharnstoff, indem man auf α- Bromisovalerianylbromid oder -chlorid Harnstoff wirken läßt. Die entstehende Substanz sollte als Schlafmittel verwendet werden. Etwas ausführlicher schilderte E. Saam den Weg der Synthese bei Knoll & Cie (1907). Man hatte in den Labors von Knoll & Cie. nach einem leichten Schlaf- und Beruhigungsmittel gesucht und war von dem vermeintlichen wirksamen Prinzip des Baldrians, Valeriansäure, ausgegangen; hinzu kamen die Erfahrungen mit den Bromsalzen als Beruhigungs- und Schlafmittel.

Die Monoureide werden im Körper metabolisiert, und das Bromion wird abgespalten. Die Ausscheidung der Bromionen geschieht sehr langsam, zumal auch ein kompetitiver Mechanismus zwischen Chlor- und Bromionen im Körper herrscht.

Die Ansicht, daß die hypnotische Wirkung dem intakten Molekül zukomme, die Takeda 1911 nach seinen Untersuchungen an Kaninchen äußerte, ist umstritten (Heintz, 1978, S.482).

Die Monoureide galten und gelten als milde Schlafmittel. Sie wurden erst im Mai 1978 unter Rezeptpflicht gestellt, da mit ihnen als leicht zugänglichen Schlafmitteln ein erheblicher Mißbrauch getrieben wurde. Auch traten sie oft im Zusammenhang mit Suiziden in Erscheinung.

Die Dosierung liegt nach heutigen Angaben (Forth, Henschler, Rummel, 1977) bei 0,25 bis 1,5 g. Krieger/van der Velden, die 1907 die klinische Prüfung in der Medizinischen Klinik Marburg vornahmen, verwendeten Dosen von 0,3 bis 1,0 g.

Die Monoureide wurden in der Bundesrepublik bis zur Einführung der Rezeptpflicht im Mai 1978 in großem Umfang als Schlafmittel eingesetzt. Dabei traten auch zahlreiche Nebenwirkungen auf. Diese reichten von Pupillenveränderungen über allergische Reaktionen im Sinne einer Schambergschen Purpura, orthostatischer Hypotonie, zerebellaren Störungen mit Nystagmus, ataktischem Gang, Reflexabschwächung, grobschlägigem Tremor und Sprachstörungen bis hin zu schwerwiegenden psychischen Veränderungen, wie Wesensveränderungen mit Verwahrlosung und nur geringer Rückbildungsneigung und Demenz (Heintz, 1978). Die Ursache dieser Erscheinungen ist vor allem das bei chronischem Gebrauch immer stärker kumulierende Brom. Bei chronischer Einnahme hoher Dosen wurden im Plasma Bromkonzentrationen bis 25 mÄq/l gemessen, hinzu kommt die lange Halbwertszeit von $T_{1/2}$ = 12 Tage.
Weitere Symptome des "Bromismus" sind Dermatitiden (Akne), Schnupfen, Konjunktivitis, Verwirrtheitszustände, Gedächtnisschwund sowie in schweren Fällen Delirien. Bei Intoxikationen mit sehr hohen Dosen, z.B. in Suizidabsicht, ist die

Letalität wegen pulmonaler Komplikationen (Schocklunge) sehr hoch (Forth, Henschler, Rummel, 1977).

Schon 1927 beschrieb L. Lewin Gewöhnung und Dosissteigerung bei Bromural. Als Symptome nannte er Sprach- und Reflexstörungen, zeitliche und örtliche Desorientiertheit und Ataxie beim Gehen.

1978 gibt Heintz an, daß bei psychiatrisch auffälligen Patienten systematisch eine Urinkontrolle auf Bromausscheidung und eine Blutuntersuchung gemacht werden sollten, da bei solchen Patienten in einem überraschend großen Umfang chronische Bromintoxikationen vorangegangen seien.
Seit der Einführung der Rezeptpflicht hat der Mißbrauch deutlich abgenommen (Keup, 1981).

Die klinisch-pharmakologische Prüfung wurde 1907 in Tierversuchen von A. v.d. Eeckhout und im gleichen Jahr von Hans Krieger und R. v.d. Velden in der Medizinischen Klinik Marburg an Patienten vorgenommen.
V.d. Eeckhout prüfte Bromural an Fröschen, 18 Kaninchen und 5 Hunden. Er empfahl Bromural als ein gutes Schlafmittel, das in schlafmachenden Dosen keine schädlichen Nebenwirkungen hat; als Wirkungsort identifizierte v.d. Eeckhout das Großhirn und das Rückenmark, die Medulla oblongata blieb unbeeinflußt. Er betonte die Unschädlichkeit des Medikaments, da er selbst bei hohen Dosen, die bereits atemdepressiv wirkten, keinen tödlichen Ausgang der Vergiftung sah und keine Kumulation der Substanz feststellen konnte. Als halogenhaltiges Medikament zeigte es keine Nebenwirkungen auf den Kreislauf, und lediglich einmal sah er eine Atemdepression.

Nachdem v.d. Eeckhout tierexperimentell die relative Unschädlichkeit festgestellt hatte, begannen Hans Krieger und

R. v.d. Velden 1907 in der Medizinischen Klinik Marburg mit der Prüfung am Menschen.
Als wirksames Prinzip sahen sie die "Baldriansäure" (Isovaleriansäure im Bromural) an, deren Wirksamkeit durch die Halogenierung mit Brom und der Harnstoffsubstitution eine Steigerung erfahren hatte. Sie gaben das Medikament 90 Patienten ca. drei- bis fünfmal und 20 Patienten wochenlang. Die Resultate teilten sie in drei Gruppen ein:

1. Bei leichten Schlafstörungen wie bei Leukämie, Phthise, Tabes incipiens mit Neurasthenie, Bronchitis, Herzkrankheiten, Neurasthenie erreichten sie mit 0,3 bis 0,7 g nach 5 bis 25 Minuten einen die ganze Nacht währenden Schlaf ohne Erwachen. Nach dem Erwachen am nächsten Morgen waren die Patienten klar und frisch ohne erkennbare Nach- oder Nebenwirkungen. Berichte über Träume, rauschartige Dämmerzustände oder eine pathologisch gesteigerte Euphorie am Morgen fehlten.
Diese Angaben konnten Krieger/v.d. Velden durch Selbstversuche bestätigen.

2. Sieben Patienten mit schwerer Lungenphthise schliefen auf die Gabe von 0,3 bis 0,6 g der Substanz gut ein, erwachten aber bereits wieder nach drei bis fünf Stunden infolge der Hustenreize oder der Schmerzen. Ähnlich ging es anderen Patienten mit Ischiasbeschwerden, lanzinierendem Schmerz bei Tabes dorsalis und weiteren 18 Patienten.
Hierbei konnten Krieger/v.d. Velden zwar die deutliche Wirkung des Medikaments beobachten, aber die Wirkung war lediglich auf die Einschlafphase begrenzt. Auch in diesen Fällen sahen sie keine Nebenwirkungen. Es genügten aber bereits geringe äußere Reize, um die Schlafwirkung aufzuheben.

3. Keine beruhigende oder einschläfernde Wirkung erreichten sie mit dem Medikament bei Typhusdelirien, urämischen Zu-

ständen, Angina pectoris, schwerer Unruhe bei Herzinsuffizienzen, neurasthenischen Psychosen, Fieberdelirien usw. Auch größere Dosen bis zu 1,0 g erzielten bei 20 Patienten mit solchen Leiden nicht einmal eine beruhigende Wirkung.

Die Autoren konnten keine Fälle von Gewöhnung beobachten, auch nicht bei fortlaufender Gabe. Ebenso sahen sie keine Nebenwirkungen auf den Magen-Darm-Trakt, das ZNS, auf den Kreislauf oder die Nieren.
Die Anwendung höherer Dosen als 0,3 bis 0,6 g führte zu keiner Wirkungsverstärkung.

Sie beurteilten Bromural als leichtes gutes Einschlafmittel, das aber bei stärkeren körperlichen Beschwerden versagt; der Bromural-Schlaf gleicht dem natürlichen Schlaf.

Die Monoureide sind auch heute noch gebräuchliche Schlafmittel, während die anderen beschriebenen Schlafmittel hauptsächlich durch die Barbiturate, später auch durch die Piperidin-dion-Derivate, die fortentwickelten Urethane, die Carbamate (z.B. Ethinamat) und Dicarbamate (Meprobamat), die Chinazoline (Methaqualon) und die Benzodiazepine - Transquilizer - (Diazepam usw.) verdrängt wurden.

Tabelle 1: Die Aufnahme der beschriebenen Schlafmittel in die deutschen Pharmakopoen 1865 bis 1978 und das Europäischen Arzneibuch mit Dosisangaben

Pharmakopoe	Chloralhydrat	Amylenhydrat	Paraldehyd	Urethan	Sulfonal	Veronal	Bromural	Neuron
Pharmacopoea Germanica Berlin 1865	/	/	/	/	/	/	/	/
Pharmacopoea Germanica Berlin 1872	erwähnt, keine Dosisangabe	/	/	/	/	/	/	/
Pharmacopoea Germanica Edition Altera Berlin 1882	Dosis maxima singula: 3,o g pro die: 6,0 g	/	/	/	/	/	/	/
Pharmacopoea Germanica Editio III, Arzneibuch Deutsches Reich, Berlin 1890	Gr.Einzelg.: 3,0 g Gr.Tagesg.: 6,0 g	Gr.Einzelg.: 4,0 g Gr.Tagesg.: 8,0 g	Gr.Einzelg.: 5,0 g Gr.Tagesg.: 10,0 g	/	Gr.Einzelg.: 4,0 g Gr.Tagesg.: 8,0 g	/	/	/
Arzneibuch für das deutsche Reich (Pharmacopoea Germanica Editio III) Berlin 1895	Gr.Einzelg.: 3,0 g Gr.Tagesg.: 6,0 g	Gr.Einzelg.: 4,0 g Gr.Tagesg.: 8,0 g	Gr.Einzelg.: 5,0 g Gr.Tagesg.: 10,0 g	/	Gr.Einzelg.: 2,0 g Gr.Tagesg.: 4,0 g	/	/	/
Pharmacopoea Germanica Ed. IV. Arzneibuch für das Deutsche Reich Berlin 1900	Gr.Einzelg.: 3,0 g Gr.Tagesg.: 6,0 g	Gr.Einzelg.: 4,0 g Gr.Tagesg.: 8,0 g	Gr.Einzelg.: 5,0 g Gr.Tagesg.: 10,0 g	/	Gr.Einzelg.: 2,0 g Gr.Tagesg.: 4,0 g	/	/	/
Deutsches Arzneibuch 5. Ausgabe Berlin 1910	Gr.Einzelg.: 3,0 g Gr.Tagesg.: 6,0 g	Gr.Einzelg.: 4,0 g Gr.Tagesg.: 8,0 g	Gr.Einzelg.: 5,0 g Gr.Tagesg.: 10,0 g	/	Gr.Einzelg.: 2,0 g Gr.Tagesg.: 4,0 g	Gr. Einzelg.: 0,75 g Gr. Tagesg.: 1,5 g	/	/
Deutsches Arzneibuch 6. Auflage Berlin 1926	Gr.Einzelg.: 3,0 g Gr.Tagesg.: 6,0 g	Gr.Einzelg.: 4,0 g Gr.Tagesg.: 8,0 g	Gr.Einzelg.: 5,0 g Gr.Tagesg. 10,0 g	erwähnt, keine Dosisangabe	Gr.Einzelg.: 1,0 g Gr.Tagesg.: 2,0 g	Gr. Einzelg: 0,75 g Gr. Tagesg.: 1,5 g	erwähnt, keine Dosisangabe	/
Deutsches Arzneibuch 7. Ausgabe Stuttgart/ Frankfurt 1968	Gr.Einzelg.: 2,0 g Gr.Tagesg.: 6,0 g	/	Gr.Einzelg.: 5,0 g Gr.Tagesg.: 15,0 g	/	/	Gr. Einzelg.: 1,0 g	Tabletten zu 0,3 g	/
Europäisches Arzneibuch Band I-III Stuttgart 1974/ 1975/1978	erwähnt, keine Dosisangabe	/	erwähnt, keine Dosisangabe	erwähnt, keine Dosisangabe	/	erwähnt, keine Dosisangabe	/	/
Deutsches Arzneibuch 8. Ausgabe Stuttgart 1978	Verweis auf EAB	/	Verweis auf EAB	/	/	Verweis auf EAB	erwähnt, keine Dosisangabe	/

4. Zusammenstellung einiger Derivate

Die folgende Liste erhebt keinen Anspruch auf Vollständigkeit aller im Zeitraum 1869 bis 1950 erschienenen Schlafmittel, sie gibt jedoch eine Übersicht über die Vielfalt der entwickelten Substanzen und Variationen einiger weniger Grundstrukturen.

I. Derivate des Chloralhydrats

1. Anesin® oder Aneson®

Trichlor-iso-butylalkohol
(Einführung zweier Methylgruppen in das Chloralhydratmolekül)

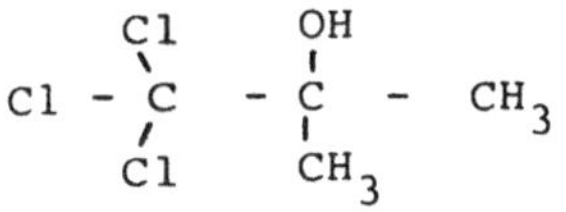

Einführung: 1897, Z. v. Vámossy, als Ersatz für Cocain als Lokalanästhetikum. Heute in juckreizstillenden Salben und antiemetischen Spezialitäten.

2. Chloralamid®

Wasserfreies Chloralhydrat mit Formamid

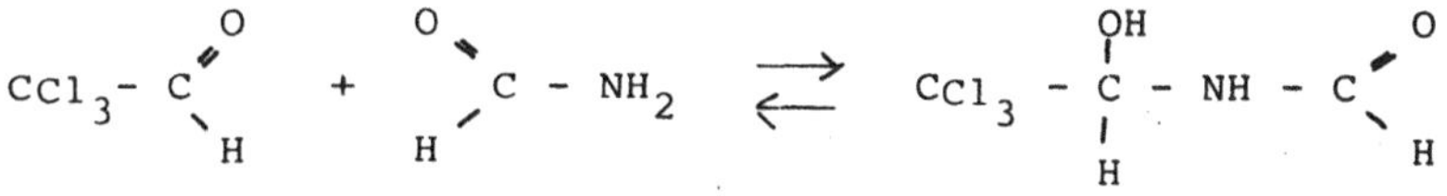

Synthese: 1889, v. Mering/N. Zuntz (auch Tierversuche).

Einführung: 1889, v. Mering/N. Zuntz
Klinische Prüfung: Eugen Kny, 1889
A. Langaard, 1889

3. Chloralose

Chloralhydrat mit Glukose kondensiert

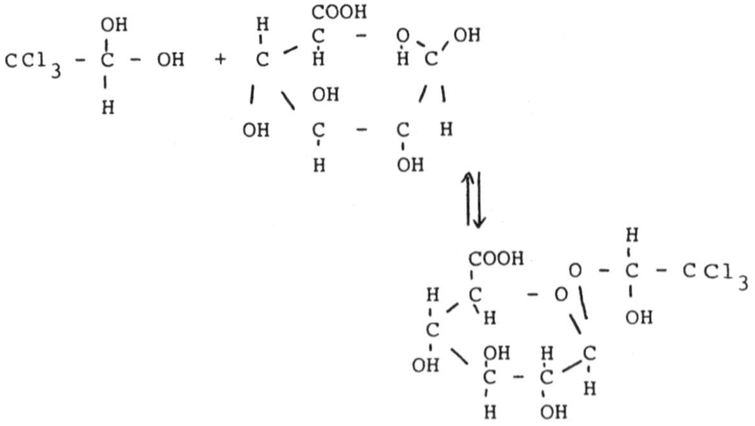

Synthese: 1889, Heffter

Einführung: Hanriot und Richet, 1893 (Fränkel, 1921). Als Schlafmittel erwies sich diese Verbindung als gefährlich, weil sie psychische Störungen verursachte, aber sie wurde weiter in Tierversuchen angewandt, da Tiere damit narkotisiert werden können, ohne daß die Reflexerregbarkeit verlorengeht.

4. Chlorosoxim

Chloralhydroxylamin

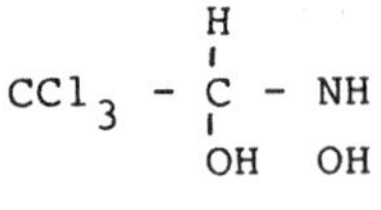

Einführung: 1872, Hantzsch(Fränkel, 1921)

5. Chloralurethan

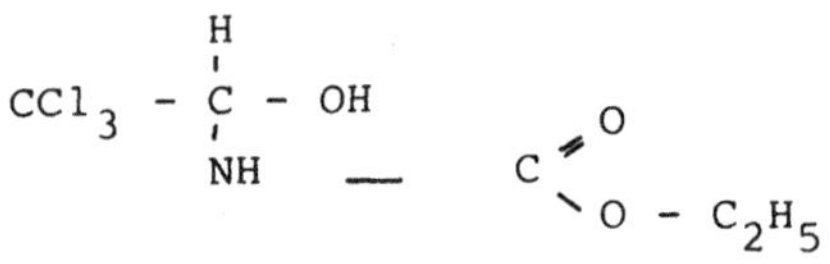

Synthese: 1874, Bischoff

Einführung: 1886, Mairet/Combemale, 1888 Poppi (Uralium®) (Fränkel, 1921)

6. Somnal®

Wasserlösliches, äthyliertes Chloralurethan

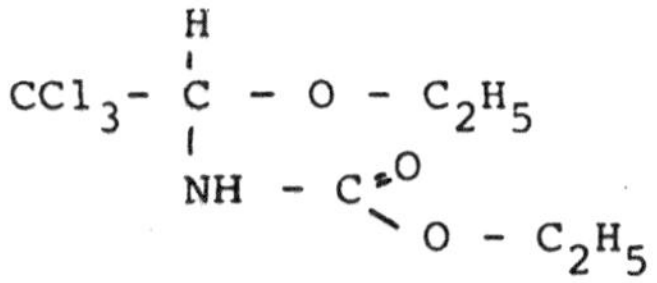

Synthese: Apotheker Radlauer, Berlin, 1889
(Dauber, 1890)
1894, Hantzsch

Einführung: 1889, Langaard/Rabow

7. Dormiol®

Kondensationsprodukt von Chloralhydrat und Dimethyläthylcarbinol (Amylenhydrat)

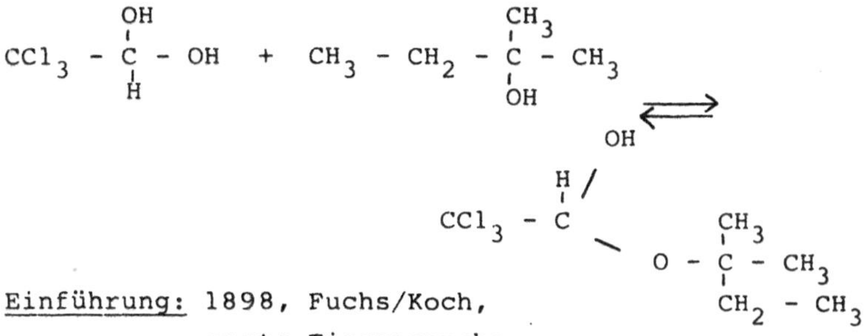

Einführung: 1898, Fuchs/Koch,
erste Tierversuche
(Kochmann, 1923/Fränkel, 1921)

8. Hypnal®

Kondensationsprodukt von Chloralhydrat und Antipyrin (Trichloracetal-dimethyl-phenyl-pyrazolon)

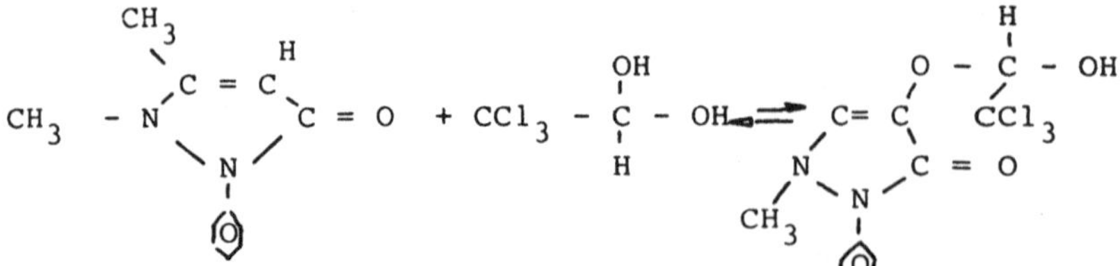

Antipyrin

Einführung: 1890, Bardet

9. Isopral ®

Trichlorisopropylalkohol

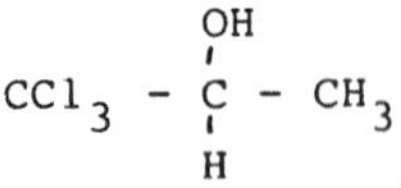

Einführung: 1903, Impens

War nur kurze Zeit als Medikament im Handel

10. Metachloral

Polymeres Chloralhydrat

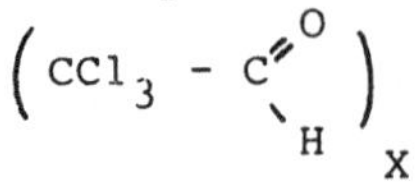

Synthese: Erdmann Halle (Wirthauer/Gärtner, 1905)

Einführung: 1902, Minko Balewski

11. Periclor ®

Perichloral, "neuestes" Derivat von Chloralhydrat (Issekutz, 1971)

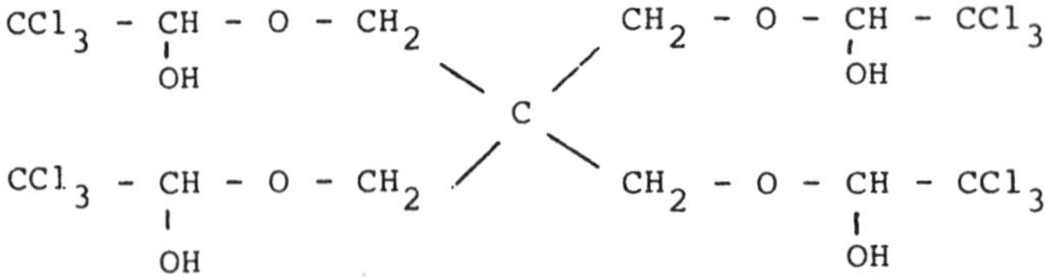

<u>Einführung:</u> 1955, P'An, Shih Y, Kodet, M.J. Gardocki,J.F., McLamore, W.M., Bavdey, A.

12. <u>Placidyl</u>®

Ethchlorvynol, "neuestes" Derivat des Chloralhydrats (Issekutz, 1971)

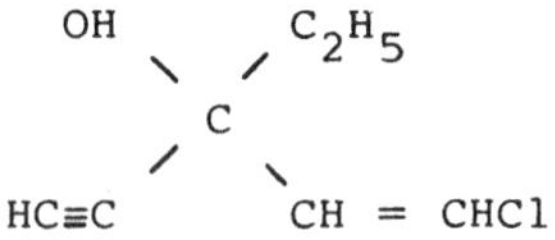

<u>Einführung:</u> 1955, P'An et al. (s.o.) (Nr. 11)

II. Paraldehyd

keine Derivate

III. Urethan

1. <u>Aleudrin</u>®

Carbaminsäureester des Dichlorpropylalkohols

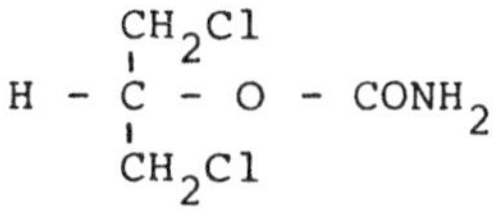

<u>Einführung:</u> 1912, Th.A. Maas

Nur für sehr kurze Zeit im Handel, bereits 1940 der Name "Aleudrin"®[R] für Isoprenalin-Pharmaka neu eingeführt.

2. <u>Aponal</u>®

Amylenhydratcarbamat

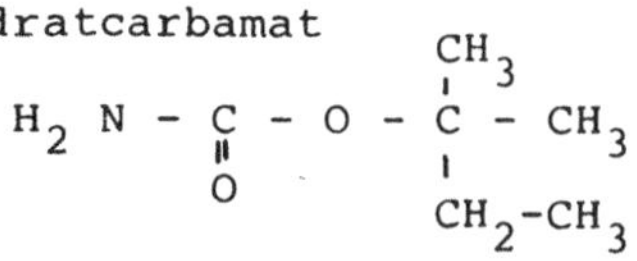

Synthese: (Firma Zimmer & Co.) (Huber, 1911)

Einführung: 1911, O. Huber

3. Euphorin

Phenylurethan

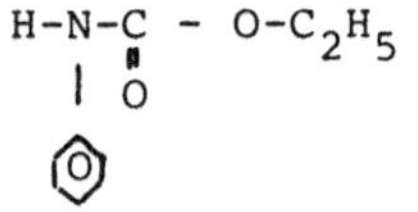

Einführung: 1890, Sansoni (Issekutz, 1971)

4. Hedonal®

Methylpropylcarbinolurethan

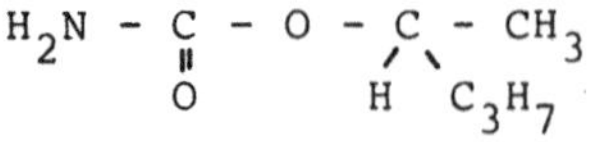

Einführung: 1899, Dreser

5. Valamin®

Ethinamat, Carbaminsäure mit tertiärem Alkohol verestert.

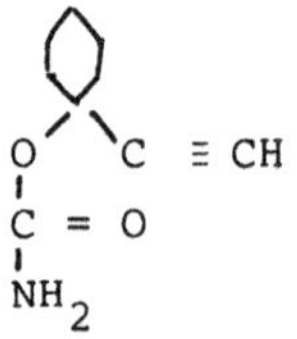

Einführung: Hedwig Langecker, H.J. Schümann und K. Junkmann, 1953.

Ein heute sehr wichtiges und viel gebrauchtes Schlafmittel (siehe Tabelle der in den modernen Pharmakologielehrbüchern genannten Schlafmittel)

6. Voluntal®

Trichloräthylurethan

$$H_2N - \underset{\overset{\|}{O}}{C} - O - CH_2 - CCl_3$$

Synthese: 1900, Jürgen Callsen (Hörlein, 1950)
1922, Willstätter/Straub/Hauptmann

Einführung: Willstätter/Straub/Hauptmann, 1922, Tierversuche schon 1903 durch Impens (Hörlein, 1950). Früher als Hypnotikum im Handel, heute nur noch als Molekülverbindung mit Pyramidon® im Compral® C (Helwig, 1972, S. 138).

IV. Disulfone

1. Sulfonal

siehe Kapitel 2

2. Tetronal

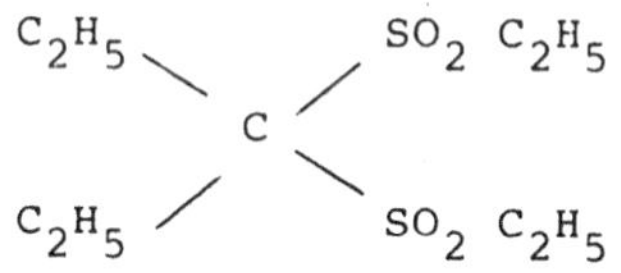

3. Trional

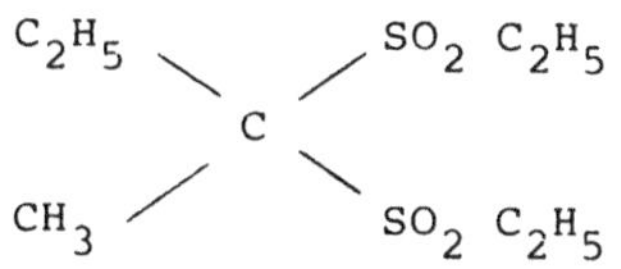

2. und 3.: 1889 von Baumann/Kast eingeführt.

V. Säureamide

1. Novonal®

Diäthylallylacetamid, bromfreie Substanz, genügend starke Wirkung durch ungesättigte Gruppen.

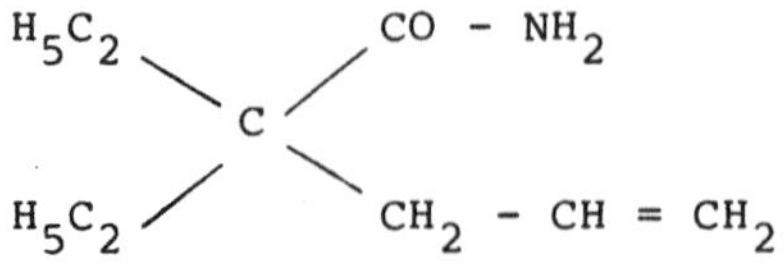

Einführung: 1928, M. Bockmühl/O. Schaumann.
Als Reinsubstanz nicht mehr im Handel (Hager, 1969, Bd. II, S. 908), aber in Kombination mit Analgetika als Arantil®. Bei Schmerzen in der Kopfregion (Zahnschmerzen) empfohlen. Seine sedativen Eigenschaften tragen zur Wirkungssteigerung in Arantil® bei (Ehrhardt, Ruschig, 1968, S. 286).

2. Persedon®

Diäthyldioxotetrahydropyridin

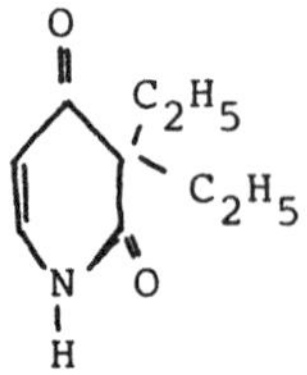

Cyclisches Säureamidderivat
Einführung: R. Wilbrandt, A. Jaeger, 1948

VI. Monoureide

1. Abasin®

Brom-däthyl-acetyl-acetyl-Harnstoff

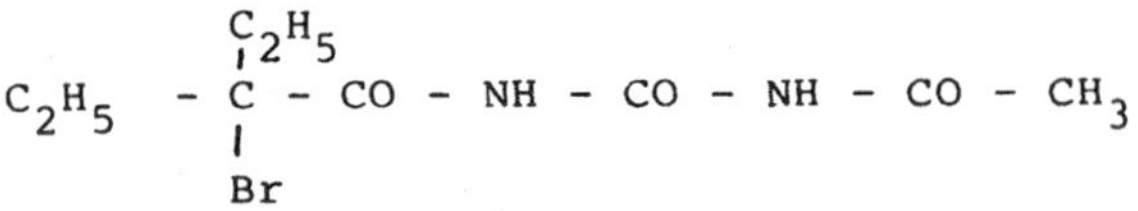

Einführung: 1924 (Gehes-Codex),
in Hagers Handbuch Bd. II, S. 230, erwähnt

2. Adalin ®

Bromdiäthyl-acetyl-carbamid = Carbromal

$$\begin{array}{c} \qquad\quad C_2H_5 \\ \qquad\quad | \\ C_2H_5 - C - CO - NH - CO - NH_2 \\ \qquad\quad | \\ \qquad\quad Br \end{array}$$

Synthese: 1910 bei Bayer & Co.

Einführung: klinische Prüfung: Finckh, 1910, Fleischmann, 1910

Tierversuche: Impens, 1910

3. Sedormid ®

Allylisopropylacetylcarbamid

$$\begin{array}{l} \qquad\quad CH_3 \quad CH_2 - CH = CH_2 \\ \qquad\quad | \qquad / \\ CH_3 - CH - CH - CO - NH - CO - NH_2 \end{array}$$

Synthese: bei Hoffmann La Roche

Einführung: Demole, 1928 (Tierversuche)
Naumann, 1928 (klinische Prüfung)

VII. Tertiäre Alkohole

1. Pental

Trimethyläthylen

$(CH_3)_2 = CH - CH_3$

Synthese: 1887, v. Mering aus Amylenhydrat

Einführung: Schmiedeberg 1906

2. Valamin

(siehe III.5.)

3. Pentinol

Methylpentinol

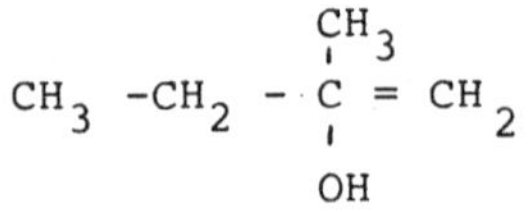

Synthese: 1951, Margolin, Perlman, Villani.

Einführung: McGarach

VIII. Barbiturate

Die Grundformel der Barbiturate lautet:

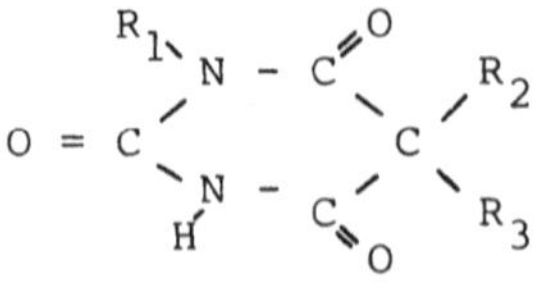

1. Symmetrische Barbiturate

1.1. Veronal®: Diäthylbarbitursäure

R_1 = H

$R_2 = C_2H_5$ $R_3 = C_2H_5$

Synthese: 1882, Conrad/Guthzeit

Einführung: 1903, Fischer/v. Mering

1.2. Proponal®: Dipropylbarbitursäure

R_1 = H

$R_2 = C_3H_7$ $R_3 = C_3H_7$

Synthese/Einführung: 1905, Fischer/v. Mering

1.3. Dial®: Allobarbital

R_1 = H

$R_2 = CH_2 - CH = CH_2$ $R_3 = CH_2 - CH = CH_2$

1915 von Castaldi untersucht (Issekutz, 1971)
Ehrhardt, Ruschig erwähnen es, S. 294

2. Asymmetrische Barbiturate

2.1. Mit Ringsubstitution an R_3

2.1.1. Luminal ®

Phenyläthylbarbiturat

R_1 = H

$R_2 = C_2H_5$ R_3 = O

Einführung: 1912, Impens
erstes asymmetrisches Derivat;
Antiepileptikum

2.1.2. Evipan ®

Cyclo-hexenyl-methyl-N-methyl-barbitursäure

$R_1 = CH_3$

$R_2 = CH_3$ R_3 = - 

i.v. Narkotikum

Synthese/Einführung:
Weese/Scharpff, 1932

2.1.3. Prominal ®

Phenyl-äthyl-N-methyl-barbitursäure

$R_1 = CH_3$

$R_2 = C_2H_5$ R_3 = - 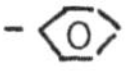

Synthese/Einführung: 1932, Weese
Antiepileptikum

3.2. Baytinal® Allyl-(2-methylpropyl)-thiobarbitursäure

R_1 = H

$R_2 = CH_2 - CH = CH_2$ $R_3 = -CH_2 -CH(CH_3)_2$

Einführung: 1954, Weese/Koss

3.3. Inactin® Äthyl-(1-methylpropyl)-thiobarbitursäure

R_1 = H

$R_2 = C_2H_5$ $R_3 = -CH - CH(CH_3) - CH_2 - CH_3$

Einführung: 1954 von Nieschulz

4. Bromhaltige Barbitursäurederivate

4.1. Diogenal®

Dibrompropyldiäthylbarbitursäure

$R_1 = CH_2 - CH(Br) - CH_2(Br)$

$R_2 = C_2H_5$ $R_3 = C_2H_5$

Synthese: 1913, Heinz

Klinische Prüfung: Mörchen, 1913

4.2. Eunarcon® Isopropyl-brompropenyl-N-methyl-barbitursäure

$R_1 = CH_3$

$R_2 = CH(CH_3)_2$ $R_3 = CH_2 -C(Br) = CH_2$

Einführung: 1934 von Heim

2.2. Ohne Ringsubstitution an R_3

2.2.1. Amytal®: Isoamyl-äthyl-barbitursäure

$R_1 = H$

$R_2 = C_2H_5 \quad R_3 = CH_2 - CH_2 - CH\begin{smallmatrix} CH_3 \\ CH_3 \end{smallmatrix}$

1923 Tierversuche von Page

2.2.2. Narconumal®

Allyl-isoporpyl-N-methyl-barbitursäure

$R_1 = CH_3$

$R_2 = CH\begin{smallmatrix} CH_3 \\ CH_3 \end{smallmatrix} \quad R_3 = CH_2 - CH_2 = CH_2$

1937 von Jentzer als gleichartiges Präparat zu Evipan eingeführt (Issekutz, 1971), i.v. Narkotikum

2.2.3. Numal®

Allylisopropylbarbitursäure

$R_1 = H$

$R_2 = CH\begin{smallmatrix} CH_3 \\ CH_3 \end{smallmatrix} \quad R_3 = CH_2 - CH = CH_2$

1923 von Pohl als Schlafmittel empfohlen.

3. Thiobarbiturate

Die Grundformel der Thiobarbiturate lautet:

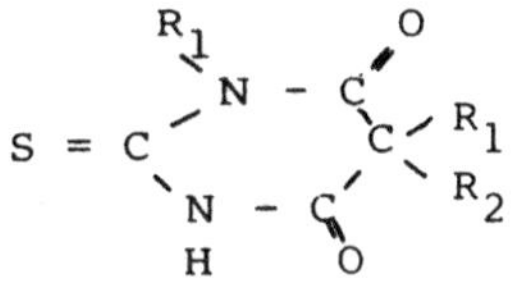

3.1. Trapanal®

Thiobutabarbital = Äthyl-(methyl-butyl)-thio-barbitursäure

$R_1 = H$

$R_2 = C_2H_5 \quad R_3 = -\underset{CH_3}{CH} - CH_2 - CH_2 - CH_3$

Einführung: 1935 von Lundy

Tabelle 2: Die in einigen repräsentativen Lehrbüchern der Pharmakologie der 2. Hälfte des 19. Jahrhunderts erwähnten Schlafmittel

Medikamente	Datum[1]	Lehrbücher der Pharmakologie					
		Binz 1866	Buchheim 1878	Harnack 1883	Binz 1894	Kobert 1908	Gottfried/Meyer 1910
Kaliumbromid	1857	+	+	+	+	+	+
Chloralhydrat	1869		+	+	+	+	+
Bromal(C_1HBr_3O)	2)		+	+			
Jodal(C_2HJ_3O)	2)		+	+			
Butylchloral (C_4H_5 Cl_3O)	1871		+	+			
Paraldehyd	1882			+	+	+	
Amylenhydrat	1887				+	+	+
Urethan	1886					+	+
Sulfonal	1888				+	+	+
Trional	1889					+	+
Tetronal	1889					+	+
Chloralformamid	1889				+	+	+
Somnal	1889					+	
Hypnal	1890					+	
Dormiol	1898					+	+
Hedonal	1899					+	+
Isopral	1903					+	+
Veronal	1903					+	+
Neuronal	1904					+	+
Proponal	1905					+	+
Bromural	1907					+	+

1) Datum bezeichnet das Jahr der Einführung des jeweiligen Medikaments.

2) Bromal und Jodal werden nur bei Buchheim und Harnack erwähnt, ich konnt das genaue Einführungsjahr nicht auffinden. Sie verschwinden auch schne wieder aus dem Arzneischatz (Binz, 1894, erwähnt sie nicht mehr). Butylchloral soll nach Harnack 1883 von Johannes Urbański 1871 eingefüh worden sein.

Tabelle 3: Die in einigen repräsentativen Lehrbüchern der Psychiatrie der 2. Hälfte des 19. Jahrhunderts erwähnten Schlafmittel

Medikamente	Lehrbücher der Psychiatrie		
	Krafft-Ebing 1879	Kraeplin 1883	Ziehen 1911
Kaliumbromid	+	+	+
Chloralhydrat	+	+	+
Paraldehyd		+	+
Amylenhydrat			+
Sulfonal			+
Trional			+
Chloralformamid			+
Dormiol			+
Hedonal			+
Isopral			+
Veronal			+
Neuronal			+
Bromural			+

Die in dieser Tabelle erwähnten Präparate umfassen die gleichen Substanzgruppen wie die in der Tabelle 2. Es gab also keine spezifisch nur in der Psychiatrie benutzten Präparate.

Tabelle 4: Die in einigen repräsentativen modernen Lehrbüchern der Pharmakologie erwähnten Schlafmittel

Medikamente	Moderne Lehrbücher der Pharmakologie Goodmann/Gil. 1975	Meyers et al. 1975	Forth et al. 1980	Kuschinsky/ Lüllmann 1981
Chloralhydrat	+		+	+
Paraldehyd	+		+	+
Bromisoval	+		+	+
Carbromal	+		+	+
Bromide	obsolet	obsolet	obsolet	obsolet
Barbiturate				
Amobarbital	+	+		
Apobarbital	+	+		
Barbital	+	+	+	+
Butabarbital	+			
Hexobarbital	+	+	+	+
Mephobarbital	+	+		
Metharbital	+			
Methohexital	+	+		
Pentobarbital	+	+	+	+
Phenobarbital	+	+	+	+
Secobarbital	+	+	+	
Talbutal	+			
Thiamylal	+			
Thiobutabarbital		+		
Cyclobarbital		+		+
Heptabarbital				+
Vinylbarbital				+
Benzodiazepine				
Diazepam		+	+	
Chlordiazepoxid		+		+
Oxazepam		+		
Medazepam		+		
Nitrazepam	+	+	+	+
Flurazepam	+			
Ethinamat	+	+		+
Meprobamat	+	+		
Chlor-Betaine	+			
Triclofos-Natrium	+			
Etchlorvynol	+			
Methaqualone	+	+	+	+
Glutathimid	+	+	+	+
Methyprylon	+	+	+	+

Aus Tabelle 4 wird ersichtlich, daß sich der therapeutische Schwerpunkt der Hypnotika auf die Barbiturate und eine ganz neue Gruppe von Schlafmitteln - die Benzodiazepine - verlagert hat. Bromide gelten heute als obsolet. Aber auch die mit schweren Nebenwirkungen behafteten älteren Hypnotika Chloralhydrat und Paraldehyd werden noch empfohlen.

5. Theorien zu Konstitutions-Wirkungsprinzipien

Der erste Versuch, die Beziehungen zwischen der Struktur einer chemischen Substanz und ihrer physiologischen Wirkung aufzuklären, stammt von James Blake (1815 - 1893). Seit Ende der dreißiger Jahre des 19. Jahrhunderts suchte er nach einem gesetzmäßigen Zusammenhang der molekularen Eigenschaften einer anorganischen Verbindung mit ihrer Wirkung auf den lebenden tierischen Organismus (Zaunick, 1958). Aufgrund seiner Untersuchungen kam er 1843 zu dem Ergebnis, daß "isomorphe" Substanzen, d.h. Substanzen von gleicher Kristallform (das Phänomen der Isomorphie hatte 1819 E. Mitscherlich an Alkaliphosphaten und Alkaliarsenaten entdeckt), unmittelbar intravenös appliziert, ähnliche physiologische Wirkungen zeigten.
Außerdem untersuchte er Salze und Säuren von 29 Elementen, z.B. Quecksilber, Arsen, Phosphor, Jod, Brom etc. 1846 schlug er eine Gruppeneinteilung anorganischer Stoffe aufgrund der isomorphen Verhältnisse vor. Das Gesetz, das Blake 1846 daraufhin formulierte, ohne es wirklich beweisen zu können, sagte, "that the reactions which take place between the elements of the living body and inorganic compounds are not governed by the ordinary chemical properties of these substances, but depend on certain properties they possess connected with their isomorphous relations" (Blake, 1846, S.30).

Blake untersuchte ausschließlich Wirkungen, die bei intravenöser Applikation einer Substanz eintraten, nachdem er vielfach schwankende Resultate nach oraler Applikation der Arzneistoffe erhalten hatte. Mit der Feststellung, daß die Art der Resorption eines Stoffes in die Betrachtung seiner physiologischen Wirkung mit einbezogen werden muß, war eines der grundlegenden Prinzipien der pharmakologischen Methodik erkannt.
Zwar experimentierte Blake mit anorganischen Substanzen, und seine Struktureinteilungen konnten bei der Untersuchung organischer Moleküle nicht übernommen werden, aber er hatte erkannt, daß die Struktur eines Stoffes auf dessen physiologische Wirkung einen großen Einfluß hat (Bynum, 1970, S. 523).

Die erste organische Substanz, die hinsichtlich ihrer Konstitutions-Wirkungsbeziehung untersucht wurde, dürfte die Kakodylsäure gewesen sein,

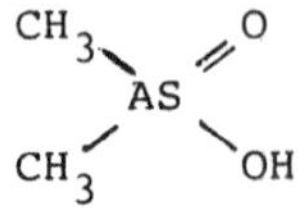

mit der Robert Wilhelm Bunsen (1811 - 1899) von 1837 bis 1843 experimentierte (Zaunick, 1958). Bunsen hatte beobachtet, daß die Kakodylsäure, obwohl sie ein Arsen-Atom enthält, im Gegensatz zu den übrigen Arsenverbindungen nur noch eine geringe Toxizität aufweist. Er führte diese Änderung der Wirkung auf die "Verbindungsstufe" des Arsens, also die Valenzstufe, zurück.
Ähnliche Beobachtungen machten 1847 J.B. Dumas (1800 - 1884), F.J. Malagnati und Félix Leblanc über Acetonitril $CH_3 - CN$, 1852 Hans Landolt (1831 - 1910) über die Chlor- und Jodsalze des Tetramethyl-Stibonismus und 1853/54 über die Halogenide des Tetraäthyl-Arsonismus. 1859 untersuchten Carl Stahlschmidt (1831 - 1902) und 1866 Carl Damian Ritter von Schroff (1802 - 1887) Methylstrychnin und Methylbrucin; das Methyl-Derivat des Strychnins zeigte nicht mehr die typischen Krampfwirkungen.

Mit diesen Arbeiten war klar geworden, daß möglicherweise eine Veränderung im Molekülgefüge auch eine Änderung der physiologischen Wirkung einer organischen Verbindung bedeutete.

1869 erschien dann die grundlegende Arbeit von Alexander Crum Brown (1838 - 1922) und Thomas Richard Fraser (1841 - 1920). Die beiden schottischen Gelehrten erarbeiteten Zusammenhänge zwischen chemischer Konstitution und physiologischer Wirkung an den Alkaloiden Strychnin, Brucin, Thebain, Codein, Morphin, Nikotin, Atropin und Coniin, d.h. Verbindungen mit einem oder mehreren dreiwertigen Stickstoffatomen. Durch Additionsreaktionen veränderte Brown diese Substanzen, und zwar überführte er die dreiwertigen Stickstoffatome der Alkaloide in die stabilen quaternären Ammoniumbasen. Die verschiedenen Ausgangssubstanzen und ihre Additionsprodukte wurden systematisch tierexperimentell untersucht. Die quaternären Stickstoffverbindungen zeigten im Gegensatz zu den spinalstimulierenden Ausgangsalkaloiden curareartige Wirkungen an den motorischen Endplatten der peripheren Nerven. Crum Brown und Fraser schlossen aus ihren Untersuchungen, daß die physiologischen Eigenschaften weniger von der Komposition eines Stoffes, als vielmehr von seiner Struktur abhängen. Sie hatten mit dieser Arbeit zum ersten Mal an einer physiologisch-toxikologisch bereits studierten Stoffgruppe systematisch die physiologische Wirkung in vitro veränderter Moleküle erforscht (Zaunick, 1958).

Im selben Jahr - 1869 - veröffentlichte Benjamin Ward Richardson (1828 - 1896) seine Londoner Experimentalvorlesung unter dem Titel "Physiological Research on Alcohols" (Richardson, 1869).
Er lieferte den Nachweis, daß in der homologen Reihe der primären Alkohole, vom Methanol zum Hexanol, die physiologische narkotische Wirkung mit der Anzahl der Kohlenstoff-

atome zunimmt. Damit hatte er das sogenannte Richardsonsche Gesetz der homologen Reihen formuliert.
Zwei Jahre später wies Richardson den gleichen Zusammenhang auch für die homologe Reihe der niederen Paraffinkohlenwasserstoffe C_nH_{2n+2} nach. Für diese Reihe konnte Richardson allerdings auch nachweisen, daß neben der narkotischen Wirksamkeit auch die Toxizität der Substanzen zunimmt (Zaunick, 1958).

Hans Winterstein (1879 - 1963) beurteilte 1926 in seiner Zusammenfassung "Die Narkose" Richardsons Gesetz als "eine der theoretisch bedeutungsvollsten Entdeckungen".
"Die Feststellung, daß die durch das Richardsonsche Gesetz bestimmte Reihenfolge der Wirkungsstärken der Narkotika nicht auf 'vitale' Erscheinungen beschränkt und nicht an eine bestimmte morphologische oder physikalisch-chemische Struktur, ja nicht einmal an das Vorhandensein eines organisierten Substrates oder auch nur bestimmter für den Organismus charakteristischer Verbindungen gebunden ist, stellt zweifellos eine der theoretisch bedeutungsvollsten Entdeckungen dar, an der keine Theorie der Narkose vorübergehen darf" (Winterstein, 1926, S. 272).

Im selben Jahr - 1869 - führte O. Liebreich mit Chloralhydrat das erste synthetische Schlafmittel in die Medizin ein (Liebreich, 1869). Liebreich suchte ein Prinzip, nach dem potentiell wirksame Verbindungen aus der großen Zahl neusynthetisierter Stoffe herausgefunden werden konnten. Er betrachtete als Hauptaufgabe der Arzneimittelforschung die Untersuchung, "ob bei der Spaltung von denjenigen Körpern, deren Spaltproducte in ihrer Wirksamkeit bekannt sind, die Wirkung der Spaltungsproducte zur Geltung kommt oder ob die Verbrennung bis zu den letztmöglichen Producten ohne physiologische Wirkung der Componenten vorüber geht" (Liebreich, 1869).

Zwei Überlegungen sind bei Liebreichs Vorgehen grundlegend. Zum einen wollte er mit pharmakologisch bekannten Stoffen experimentieren, die sich als Endprodukte einer chemischen Reaktion ergeben. Zum anderen versuchte er, in vitro stattfindende Vorgänge auf in vivo Bedingungen zu übertragen.

Liebreich wählte das 1832 von Liebig entdeckte Chloralhydrat und Trichloressigsäure für seine Versuche. In vitro bildet sich aus Chloralhydrat bzw. Trichloressigsäure im alkalischen Milieu Chloroform, das bereits als narkotisch wirksam bekannt war. Liebreich glaubte, damit einen im Körper stattfindenden Prozeß reproduziert zu haben. Dabei ging er von der damals geläufigen Meinung aus, daß das menschliche Blut alkalisch sei. Diese Ansicht wurde erst 1909 durch Einführung der pH-Messung durch Sørensen widerlegt (Sørensen, 1909).
Zwar war Liebreichs Vorstellung, Chloroform entstehe durch das "Blutalkali", falsch, aber er fand auf diesem Wege das erste synthetische Arzneimittel. Die Methode, bei der Untersuchung von Substanzen von der physiologischen Wirkung eines erst in vivo entstehenden oder entstehend zu denkenden Spaltungsproduktes auszugehen, erwies sich als fruchtbarer Ansatz für die Pharmakodynamik.

Chloralhydrat, das erste synthetische Schlafmittel, wurde von vielen Pharmakologen und Klinikern untersucht; bis 1871 erschienen bereits 280 Arbeiten über diese Substanz (Zaunick, 1958).

Die Schlafmittelforschung brachte in den folgenden Jahrzehnten weiteren Aufschluß über die allgemeinen Beziehungen zwischen chemischer Struktur und physiologischer Wirkung. Dabei waren zwei Ansätze besonders fruchtbar: zum einen die Theorien, die bestimmten Molekülgruppen bestimmte Wirkungen zuschrieben (Schmiedeberg, 1883; Baumann/Kast, 1889; Schultze/Fuchs, 1904; Fischer/v. Mering, 1903), zum anderen die Erklärungsmodelle, die die physiologische Wirkung aufgrund der physikalischen

Eigenschaften des gesamten Moleküls erklärten (Bibra-Harless, 1847; Meyer, 1899; Baum, 1899; Overton, 1901).

Chloralhydrat besaß eine Reihe von unerwünschten Wirkungen; neben seiner Reizwirkung auf die Schleimhäute zeigte es vor allem schädliche Einwirkungen auf den Kreislauf infolge der lähmenden Wirkung auf die Gefäßzentren. Diese Nachteile des neuen Schlafmittels führten zur Suche nach einem verbesserten Hypnotikum.

O. Schmiedeberg stellte 1883 in seinem "Grundriß der Arzneimittellehre" die These auf, daß halogenierte, und darunter besonders chlorierte, Arzneimittel, z.B. Chloroform und Chloralhydrat, in sehr viel stärkerem Ausmaß unerwünschte Wirkungen auf Herz, Kreislauf und Atmung zeigten als halogenfreie Äther und Alkohole (Schmiedeberg, 1883, S. 38).
Das 1883 von V. Cervello eingeführte halogenfreie Paraldehyd zeigte entsprechend Schmiedebergs These auch tatsächlich geringere unerwünschte Wirkungen auf Herz und Kreislauf als Chloralhydrat.

1886 führte O. Schmiedeberg das Urethan als Schlafmittel in die Medizin ein (Schmiedeberg, 1886). In demselben Artikel veröffentlichte er auch seine theoretischen Überlegungen zu der Zusammensetzung narkotisch wirksamer Substanzen. Dabei ging er davon aus, daß sämtliche niederen Homologe der Alkane und Alkohole, wie schon von Richardson nachgewiesen, narkotisch wirksam seien. Beeinflußt wird ihre Wirksamkeit entscheidend von ihrer Resorbierbarkeit im Organismus.
Schmiedeberg versuchte, die narkotisch wirksamen Moleküle noch weiter einzugrenzen. Hierbei spielte seiner Meinung nach besonders Sauerstoff eine wichtige Rolle. So sollten alle Kohlenwasserstoffgruppen mit zwei oder mehreren Sauerstoffatomen nicht mehr narkotisch wirken. In Verbindungen von mehreren Kohlenwasserstoffgruppen muß mindestens eine

Kohlenwasserstoffgruppe kein oder höchstens ein Atom Sauerstoff enthalten, damit noch eine narkotische Wirkung entsteht.

So rückten vor allem Aldehyde, Alkohole und Äther in das Interesse der weiteren Schlafmittelforschung. Durch Substitution mit Akylresten verlieren einige giftige Substanzen ihre Toxizität (wie Nitrile, Kakodyl; siehe S. 80), aber auch die Wirksamkeit der Alkane kann durch Substitution mit z.B. Aminogruppen gestört werden. Amine sind nicht mehr narkotisch wirksam. Die Verbindung zweier Molekülgruppen über ein Sauerstoffatom, wie z.B. im Ester oder Äther, ermöglicht aber beiden Molekülgruppen, ihre Eigenschaften weiterhin zu zeigen.

Für die Aminogruppe-NH_2 gab Schmiedeberg stimulierende Eigenschaften auf Herz, Kreislauf und Atemzentrum an.
Urethan ist der Äthylester der Carbaminsäure:

$$NH_2 - \underset{\overset{\|}{O}}{C} - O - C_2H_5$$

Nach Schmiedebergs Überlegungen waren zwei Molekülgruppen über eine Sauerstoffbrücke gebunden, und zwar eine Kohlenwasserstoffgruppe - der Äthylrest und der Carbaminsäurerest - mit der von Schmiedeberg für die Wirkung entscheidend gehaltenen NH_2-Gruppe. Für die narkotische Wirkung dieser Substanz machte er die Kohlenwasserstoffgruppe verantwortlich.

Die NH_2-Gruppe sollte nach Schmiedebergs Ansicht die unerwünschten Wirkungen auf Herz, Kreislauf und Atmung verhindern bzw. kompensieren. Schmiedeberg versuchte also, aus der Anwesenheit einzelner Molekülgruppen oder Radikale auf die physiologische Wirkung einer beliebigen Substanz zu schließen.

Drei Jahre später, 1889, veröffentlichten Baumann und Kast ihre Untersuchungen über Disulfone (Baumann/Kast, 1889). Sie hatten festgestellt, daß die Wirksamkeit der Disulfone mit der Anzahl der erhaltenen Äthylgruppen zunahm, im Gegensatz zu den Methylderivaten, die fast alle wirkungslos waren. Baumann und Kast nahmen an, daß beim Abbau der Disulfone im Körper die Äthylgruppen frei werden und so die narkotische Wirkung entstehen kann. Die Sulfongruppen haben lediglich die Funktion, eine feste Bindung zwischen zwei Äthylgruppen zu ermöglichen (Baumann/Kast, 1889).

1894 widerlegte Daniel Diehl die These von Baumann und Kast, daß erst die metabolisierte Substanz wirksam sei und die Wirksamkeit der Disulfone mit der Anzahl der Äthylgruppen steige (Diehl, 1894).
Auch Fritz Baum relativierte in seinen Untersuchungen über Wirkungsstärke und Teilungskoeffizienten (siehe Lipoidtheorie, Kapitel 7.6) 1899 die Bedeutung der Äthylgruppen. Er sah die narkotische Wirkungssteigerung durch Äthylsubstitution lediglich durch die veränderten physikalischen Eigenschaften bedingt, die auch durch Substitution mit anderen Gruppen, wie z.B. Acetyl bei den Acetinen, erreicht werden kann (Baum, 1899).

Dennoch bleibt die Äthylsubstitution ein wichtiges und auch erfolgreiches Prinzip in der Synthese neuer Schlafmittel, wie aus folgendem hervorgeht:

1892 erschienen die Untersuchungen von Schneegans und v. Mering über verschiedene Alkohol- und Harnstoffderivate. Schneegans und v. Mering versuchten, wie schon Schmiedeberg vor ihnen, die Gruppe der narkotisch wirksamen Moleküle einzugrenzen. Sie stellten eine Zunahme der narkotischen Wirsamkeit von primären zu tertiären Alkoholen fest. Dabei gilt, daß ein Alkohol umso stärker narkotisch wirkt, je länger die in ihm enthaltene Kohlenstoffkette ist. Bei den tertiären Alkoholen zeigt sich eine Wirkungsverstärkung durch Äthylsubstitution. Die Untersuchung der Harnstoffderivate führte zu dem Ergebnis, daß ein mit einem tertiären Alkohol substituierter Harnstoff narkotisch wirkt, besonders wenn der tertiäre Alkohol äthylsubstituiert ist.

Drei Gesichtspunkte erscheinen mir an dieser Arbeit interessant. Zum einen wurde die Erkenntnis von Baumann und Kast über die narkotische Wirksamkeit der Äthylgruppen untersucht und exakter bestimmt. Zum anderen definierten Schneegans und v. Mering die "Kohlenwasserstoffgruppe" Schmiedebergs genauer als tertiäres Kohlenstoffatom, das äthylsubstituiert ist. Außerdem hatten sie systematisch Harnstoffderivate untersucht, die in der weiteren Schlafmittelforschung eine große Rolle spielten.

Die Arbeiten von Thierfelder/v. Mering 1885 über das Verhalten tertiärer Alkohole im Körper, von Baumann und Kast 1889 über die Äthylsubstitution und von Schneegans und v. Mering über tertiäre Alkohole und Harnstoffderivate bildeten die Grundlage für die Arbeit von Fischer und v. Mering 1903, aus der eine "neue Klasse von Schlafmitteln" hervorging, nämlich die Barbiturate.
Sie hatten systematisch eine oder mehrere neue Stoffklassen gesucht, die schlafmachende Eigenschaften haben sollten (Fischer/v. Mering, 1903). Die gesuchten Stoffe sollten nach ihrem Postulat ein "mit mehreren Äthylgruppen beladenes und tertiär oder quaternär gebundenes Kohlenstoffatom enthalten". Anschließend an die Arbeiten von Schneegans und v. Mering (1892) experimentierten Fischer und v. Mering auch mit Harnstoffderivaten. Darunter fanden sie zwei neue schlafmachende Substanzgruppen, zum einen Dialkylessigsäurederivate, vor

allem die Diäthylverbindung Diäthylacetylharnstoff:

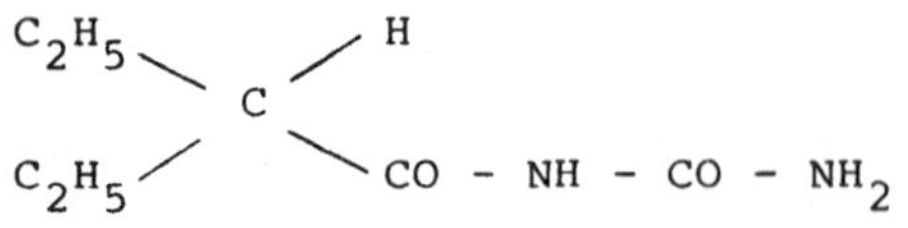

und die sich später als besonders wichtig herausstellenden Barbiturate, vor allem Diäthylmalonylharnstoff (Veronal®):

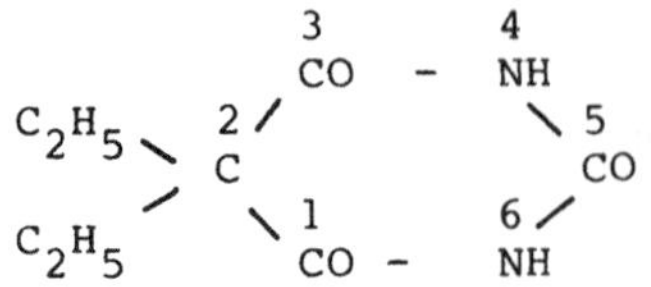

Fischer und v. Mering testeten diese beiden Substanzgruppen systematisch tierexperimentell. Bei diesen Untersuchungen stellten sie fest, daß die Harnstoffgruppe entscheidend an der narkotischen Wirkung beteiligt war, allerdings nur in Kombination mit einem mehrere Kohlenstoffatome tragenden Rest. Bei den Barbituraten erkannten sie die Bedeutung der Alkylsubstituenten. Die narkotische Wirksamkeit steigt mit der Länge des Alkylrestes vom Äthyl- bis zum Propylrest. Zudem zeigte sich die schlafinduzierende Wirkung erst bei den Dialkylderivaten, während die monoalkylsubstituierten Barbiturate fast wirkungslos waren.
Die Wichtigkeit der Ringstruktur bewiesen sie durch Vergleich von Diäthylmalonylharnstoff mit Diäthylmalonsäureureid, bei dem der Ring durch Wasseranlagerung gespalten wurde.

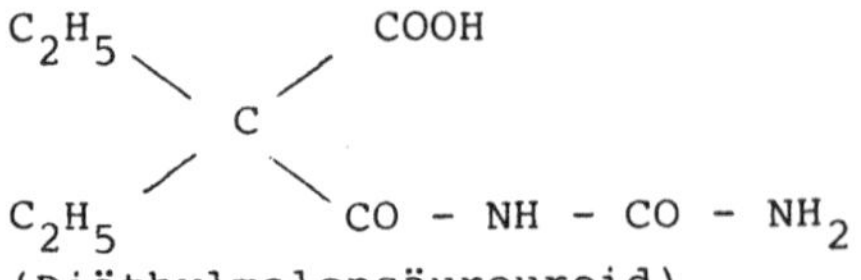

(Diäthylmalonsäureureid)

Die Ringspaltung genügte, um die Substanz als Hypnotikum wirkungslos werden zu lassen.

Schultze und Fuchs arbeiteten 1904 ebenfalls an der Entwicklung eines neuen Schlafmittels. Sie suchten einen Stoff, der sowohl Äthylgruppen als auch Säureamidgruppen enthält (Schultze/Fuchs, 1904).
Darüber hinaus griffen sie auf die Erkenntnis zurück, daß Halogenierung einer Grundsubstanz deren narkotische Eigenschaften steigern kann. Da inzwischen die hypnotische Wirkung von Bromiden bekannt war, führten sie am zentralen Kohlenstoffatom ein Bromatom ein und erhielten so Brom-Diäthylazetamid, das als Neuronal ® in den Arzneischatz übernommen wurde.

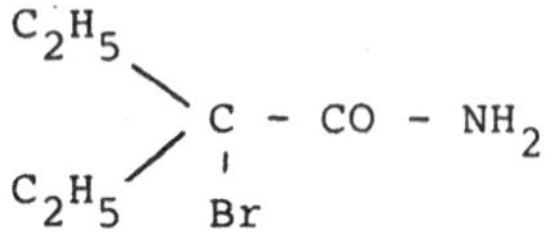

Neuronal ® war zu dem Zeitpunkt, da sich das in Analogie zum Chloralhydrat synthetisierte Bromalhydrat nicht durchgesetzt hatte, das einzige bromhaltige synthetische Arzneimittel auf dem Markt.

1907 brachte die chemisch-pharmazeutische Fabrik Knoll & Cie., Ludwigshafen, dann ein anderes bromhaltiges Schlafmittel in den Handel (Knoll & Cie., 1907):
Auf der Suche nach einem schwach wirkenden Beruhigungs- und Schlafmittel ging man von den bekannten Modellen Harnstoffderivate, Baldrianwurzel und Bromverbindungen aus, die nun abgewandelt werden sollten. Bei Knoll & Cie. wurde zunächst das vermeintlich wirksame Prinzip des Baldrians, die Valeriansäure, und die Isovaleriansäure hergestellt. Danach synthetisierte man deren Ammoniumsalze, Amid-, Harnstoff-, Phenitidinderivate etc. Zur Verstärkung der Wirkung wurden die einzelnen Substanzen halogeniert. Unter den Halogenderivaten erwiesen sich die Bromderivate des Isovalerianylharnstoffes als die wirksamsten. So entwickelten die Forscher

bei Knoll & Cie. schließlich den Monobromisovalerianylharnstoff, das Bromural®.
Im Jahre 1907, als Bromural® in den Handel kam, waren bereits viele Einzelheiten über die Wirkungen bestimmter Substitutionen am Molekül bekannt. Das zeigte sich auch in der immer systematischeren Planung der Synthesen neuer Schlafmittel.

Einen anderen Ansatz verfolgten Overton (1901), Baum (1899), Meyer (1899, 1901) und Traube (1913), die sich die Erkenntnisse der Physik zunutze machten und die physikalischen Eigenschaften einer Substanz zur Erklärung der physiologischen Wirkung heranzogen (siehe Kapitel Narkosetheorien 7.6. Lipidtheorie und 7.8. Haftdrucktheorie).

Die Vertreter der Lipoidtheorie sahen in der Löslichkeit der narkotisch wirksamen Substanzen in Fetten das entscheidende Merkmal ihrer Wirksamkeit. Traube hielt dagegen die Veränderung der Oberflächenspannung durch Narkotika für das wirksame Prinzip. Zwar scheiterten auch diese Ansätze der Erklärung der spezifischen Wirkung eines Moleküls an der komplizierten Struktur der Zelle, aber sie beschrieben grundlegende Erkenntnisse über den Weg eines Stoffes im Organismus, die am Anfang des heute als "Pharmakokinetik" beschriebenen Spezialzweigs der Pharmakologie stehen.

Sehr viel fruchtbarer für die Aufdeckung von Konstitutions-Wirkungs-Prinzipien war die von John Newport Langley (1852 - 1925) 1878 und 1905 sowie von Paul Ehrlich (1854 - 1915)

1879 und 1902 entwickelte Rezeptortheorie (Langley 1878, 1905; Ehrlich 1897, 1913).
Der englische Physiologe Langley, der sich vor allem mit der Untersuchung der physiologischen Leistungen im sympathischen Nervensystem befaßte und der den Begriff des "autonomen Nervensystems" prägte, experimentierte bei seinen Studien über die Funktion der Synapsen mit Alkaloiden und ihren antagonistischen Wirkungen. Er erklärte die Beobachtungen, daß zwischen Atropin und Pilocarpin in kleinen Dosen ein Antagonismus und in hohen Dosen eine gleichartige herzlähmende Wirkung zustande kommt, mit der Annahme, daß in den Nervenendigungen oder in Drüsen-Zellen eine oder mehrere Substanz(en) existiert(en), die sowohl mit Atropin als auch mit Pilocarpin eine Verbindung einging(en). Die Möglichkeit, eine Verbindung einzugehen, würde nur durch die relative Masse der zugeführten Substanz und ihrer chemischen Affinität bestimmt. Er sagte, wenn a und b mit y eine Verbindung eingehen und ay und by bilden, dann wird das Verhältnis ay/by durch die relative Masse von a und b und die chemische Affinität von a und b zu y bestimmt. Y wäre dann die "recepting"-Substanz. 1905 schilderte Langley diese Theorie bei weiteren Untersuchungen mit Alkaloiden noch genauer, indem er für die Zelle das Vorhandensein zweier oder mehrerer Substanzen postulierte, von denen die eine Substanz die Hauptfunktion der Zelle bestimmte und die andere als variable Rezeptorsubstanz in der Lage ist, die Hauptfunktion in Gang zu setzen. Die Alkaloide wirken also nur, wenn sie sich mit der Rezeptorsubstanz verbinden.

"Thus there is evidence that the majority of substances which are ordinarily supposed to act upon nerveendings (as nicotine, curari atropine, pilocarpine, strychnine) act upon receptive substances of the cells" (Langley, 1905, S. 411).

Entscheidenden Einfluß auf die Formulierung dieser Theorie dürften die Arbeiten von Paul Ehrlich genommen haben.
Paul Ehrlich hatte in seiner Dissertation 1878 über Farbstoffe zur Gewebefärbung gearbeitet und beschäftigte sich in den darauffolgenden Jahren mit der spezifischen Bindung bestimmter Farbstoffe an bestimmte Gewebestrukturen. Er hielt die Bindung der Farben an die Gewebe für einen physikalischen Vorgang, bei dem aber auch chemische Interaktionen eine Rolle spielen mußten.
1885 veröffentlichte Ehrlich seine Habilitationsschrift, in der er das erste Mal seine "Seitenkettentheorie" formulierte (Parascandola, Jasensky, 1974, S. 201).
Dabei stellte er sich die Zelle als ein riesiges Molekül vor, bestehend aus einem chemischen Kern, der eine spezielle Struktur besitzt und mit chemischen Seitenketten ausgerüstet ist, die für alle Lebensvorgänge wichtig sind. Diese Seitenketten sind auch die spezifischen Bindungsstellen der Farbstoffe.
1890 begann Ehrlich mit seinen Forschungen über Immunologie. In der 1897 veröffentlichten ersten immunologischen Arbeit übertrug er seine Seitenkettentheorie auf die Immunologie. Sie besagte, daß spezifische Gruppen der körpereigenen Antikörper bestimmte Bakterientoxine binden (Parascandola, Jasensky, 1974, S. 202/203).
Die Übertragung seines Erklärungsmodells auf die Medikamentenwirkung im Körper lehnte Ehrlich zunächst ab. Erst nachdem Langleys Arbeiten über Nikotin und Curare erschienen waren, sah sich Ehrlich in der Lage, dieses Konzept auch auf die Wirkung verschiedener Medikamente im Körper anzuwenden.

"For many reasons I had hesitated about transferring these views relating to receptors to chemical bodies at all, and in this connexion it was especially the brilliant investigations by Langley relating to the effects of alkaloids which caused my doubts to disappear and made the existence of chemoreceptors seem probable me" (Ehrlich, 1913).

Einen großen Einfluß auf die Vervollständigung seiner Theorie hätten die Arbeiten über die Schlafkrankheit. Bei den Versuchen entwickelten sich immer wieder resistente Trypanosomenstämme. Ehrlich erklärte dieses Phänomen mit der Existenz verschiedener Angriffsstellen in dem Trypanosomenplasma, Angriffsstellen, die denen der Seitenketten der Antikörper vergleichbar waren, aber mit chemischen Substanzen, den angewandten Chemotherapeutika, reagierten.

There exist
" ... in the various organs specific chemoreceptors which energetically attract certain fixation groups somewhat as the magnet attracts iron" (Ehrlich, 1913).

In den folgenden Jahren ist diese Theorie modifiziert und verfeinert worden durch A.J. Clark (1937), W.D.M. Paton (1961) und E.J. Ariens/A.M. Simonis (1964). Die von Ehrlich begründete Rezeptor-Theorie liefert auch heute noch die Grundlage für Betrachtungen von Arzneimittelwirkungen. Dabei stehen die stereochemische Struktur und die Elektronenbindungstheorie mehr und mehr im Vordergrund. Die heutigen Überlegungen zu der Frage, welche Beziehungen zwischen der Struktur und der physiologischen Wirkung einer Substanz bestehen, sind sehr viel komplizierter, und hinsichtlich der Anwendbarkeit als Regel ist man sehr viel zurückhaltender geworden, wie das folgende Zitat aus einem modernen Lehrbuch der Pharmakologie demonstriert:

"Ein Großteil der Spekulation über die Beziehung zwischen Struktur und Wirkungsweise kam nachträglich zustande und ist nur von begrenztem Wert". Aber "andererseits ist die Anwendung der Theorie einer Struktur-Wirkungs-Beziehung der Arzneimittel eines der Endziele pharmakologischen Denkens" (Meyers, Jawetz, Goldfien, 1975).

6. Klinisch-pharmakologische Prüfungen

Um die klinisch-pharmakologischen Arzneimittelprüfungen der Forscher im 19. Jahrhundert auf der Suche nach neuen Schlafmitteln beurteilen zu können, ist es notwendig, die Entwicklung der methodischen Voraussetzungen, der Tierversuche sowie der Arzneimittelprüfung am Menschen, zu betrachten. Erst zu Beginn des 19. Jahrhunderts wurden Regeln für reproduzierbare Arzneimittelversuche aufgestellt und die ersten exakten Versuche durchgeführt. Man darf nicht vergessen, daß erst in der Mitte des 19. Jahrhunderts Rudolf Buchheim und Oswald Schmiedeberg die experimentelle Pharmakologie begründeten und erst Ende des 19. Jahrhunderts in größerem Umfang klinische Arzneimittelprüfungen vorgenommen wurden *).

Auch Tierversuche als pharmakologische Untersuchungsmethode wurden erst von der experimentellen Pharmakologie Mitte des 19. Jahrhunderts systematisch gefordert. Über die Notwendigkeit und Bedeutung des Tierversuchs für die Arzneimittelwirkung hat der Pharmakologe Ther Grundsätzliches geäußert:

"Im Mittelpunkt der experimentellen Pharmakologie steht das Tierexperiment ... Durch ... (die, d. Verf.) Zusammenarbeit der experimentellen Pharmakologie mit der experimentellen Pathologie wurden die Grundlagen der klinischen Pathologie geschaffen ... " (Ther, 1949, S. 2). Wie Leopold Ther in seinem Lehrbuch "Pharmakologische Methoden" ausführte, ermöglichten die in den zwanziger Jahren des 20. Jahrhunderts anhand von Tierversuchen gewonnenen Erkenntnisse über Reflexe eine genaue Differenzierung zwischen narkotischen und hypnotischen Wirkungen einer Substanz.

---

*) Anmerkung: In diesem Zusammenhang sei besonders auf die Arbeit von Guido Gerken hingewiesen: "Zur Entwicklung des klinischen Arzneimittelversuches am Menschen", Diss. med.,Mainz 1977, in der die Entwicklung des klinischen Arzneimittelversuchs im 19. Jahrhundert ausführlich dargestellt wird.

"Es ist das große Verdienst des Pharmakologen R. Magnus *) und seiner Schule, durch bahnbrechende, experimentelle physiologische Studien die einzelnen, bei der Körperstellung in Tätigkeit tretenden Reflexe, ihr Zusammenwirken und ihre Störungen, aufgeklärt zu haben. Die Untersuchungsmethoden, die zur Prüfung dieser Reflexmechanismen ausgearbeitet wurden, ermöglichen es, nicht nur den Zustand Schlaf - Narkose abzugrenzen, sondern auch innerhalb der Narkose wiederum mehrere Stadien objektiv zu erfassen" (Ther, 1949, S. 410).

Ther erwähnte aber auch noch die Versuche von Meyer und Overton an Kaulquappen und von Fühner an Ellritzen als aussagekräftige Methode der Prüfung von Schlafmitteln und Narkotika (Ther, 1949, S. 422).

Heute sind allerdings die von Ther 1949 beschriebenen pharmakologischen Untersuchungsmethoden überholt.
"Ältere Methoden zur Beurteilung hypnogener Eigenschaften einer Substanz stützten sich im wesentlichen auf die Beobachtung des Verhaltens und die substanzbedingten Veränderungen statischer oder statokinetischer Reflexe. Diese Versuchsanordnungen erforderten relativ hohe Tierzahlen, um zu reproduzierbaren und statisch zu sichernden Ergebnissen zu gelangen. Eine quantitative und qualitative Beurteilung des Pharmakon-induzierten Schlafes war indessen nicht möglich. Eher wurden Narkose- und Koma-ähnliche Zustände erfaßt" (Kuhn, 1981, S. 48).

Bei der Untersuchung des Schlafes und der Prüfung von Schlafmitteln arbeiten die Forscher heute mit Ratten, Katzen und Primaten, denen Elektroden zur EEG-Ableitung in verschiedene

---

*) Anmerkung: Rudolf Magnus (1873 - 1927): "Körperstellung", Berlin 1924, ein klassisches Werk über die Abhängigkeit der Körperhaltung und des Gleichgewichts vom Labyrinth des Innenohrs.
Außerdem: R. Magnus "Cameron Prize Lectures on some results of studies in the physiologie of posture", Lancet II (1926), 531-536; 585-588.

Hirnareale dauerimplantiert sind. Die Auswertung der EEG-Befunde neben der Verhaltensbeobachtung sind die bei diesen Forschungen hauptsächlich eingesetzten Methoden (siehe Kuhn, 1981 und Stock, 1981).
Die Untersuchung des Schlafes stellt an die Auswahl der Versuchstiere hohe Anforderungen, da Schlaf ein Zustand des Organismus ist, der sich durch hohe Komplexität auszeichnet und phylogenetisch erst spät erscheint.

"Schlaf ist ein Zustand des Organismus, der sich durch eine Vielzahl von gleichzeitig oder nacheinander ablaufender Veränderungen im Gehirn und in den einzelnen Organen auszeichnet. Demzufolge lassen sich Schlaf und hier insbesondere verschiedene Stadien des Schlafes phylogenetisch relativ spät, d.h. erst auf der Stufe der eierlegenden Säugetiere, nachweisen" (Stock, 1981, S. 15).

Eine weitere Schwierigkeit ist die Frage der Übertragbarkeit der am Tier gewonnenen Erkenntnisse auf den Menschen. Dieses Problem war bereits 1906 von Hugo Paul Friedrich Schulz (1853-1932) formuliert worden.
"Da aber ein Unterschied zwischen einem gesunden Tier und einem kranken Menschen besteht, fordert Schulz als notwendiges Zwischenstück bei der Erforschung der Arzneimittelwirkung den kontrollierten Versuch am gesunden Menschen" (Gerken, 1977, S. 63/64).

Auch Ther stellte 1949 die Frage, inwieweit "pharmakologische Untersuchungsergebnisse für die Deutung der Arzneimittelwirkungen am kranken Menschen verwertbar sind" (Ther, 1949, S.2).

Es gibt sowohl innerhalb verschiedener Tierarten als auch zwischen tierischem und menschlichem Organismus oft sehr voneinander abweichende Reaktionen auf einzelne Substanzen. Beispiele hierfür sind das Baldrianöl, das auf den Menschen beruhigend und einschläfernd wirken soll, während die Substanz bei Katzen starke Erregungszustände auslöst; oder die Tollkirsche, Atropa belladonna, deren Wirkstoff Atropin für viele Tiere absolut ungiftig ist, während ein Mensch tödliche Vergiftungen damit erleiden kann. In richtiger Dosierung ist Atropin aber auch ein wichtiges Medikament.

Für die unterschiedliche Pharmakokinetik und -dynamik des tierischen und menschlichen Organismus dient auch das Hexobarbital als Beispiel, das von der Maus in 19 Minuten, vom Menschen erst in 360 Minuten zur Hälfte abgebaut wird, also 18 mal langsamer. Die unterschiedlichen Fähigkeiten, eine Substanz zu metabolisieren, haben natürlich auch Auswirkungen auf die Wirkungsdauer und die Kumulationsgefahr. Für Nalidixinsäure gilt ähnliches, bei Hunden führt sie zu schweren epilepsieartigen Krämpfen, für den Menschen ist es ein gutes langwirkendes antibakterielles Pharmakon (siehe "Die Arzneimittelprüfung am Menschen", 1976).
So betrachtet, waren die Tierversuche, die bei der Prüfung der beschriebenen Arzneimittel durchgeführt wurden, nach unseren heutigen strengen Maßstäben nicht valide, reliabel und objektiv. Am Anfang der Prüfung standen Versuche mit Kalt- und Warmblütern wie Kaulquappen, Fröschen, Fischen, Kaninchen, Hunden, Katzen, Tauben, Ratten, Meerschweinchen.
Kriterien zur Beurteilung der Wirksamkeit waren:
Aufhören der Schwimmbewegungen, vermindertes Ansprechen auf Reizung, besonders bei Kaltblütern, motorische Unsicherheit und Schlaf oder schlafähnliche Bewußtseinszustände bei Warmblütern.

Die Anzahl der verwendeten Tiere wird meistens nicht genau angegeben, aber sie dürfte, geschlossen aus den erhaltenen Zahlen, nicht sehr groß gewesen sein.
Angaben fand ich bei Karl Dauber, 1890, der Somnal in <u>sechs</u> Versuchen an Kaninchen prüfte, bevor er es 20 Menschen gab (Dauber, 1890).

Simon Vogel machte Tierversuche mit Amylencarbamat an neun Kaninchen und einem Hund, bevor er es dann in der psychiatrischen Klinik Straßburg 25 Patienten verabreichte (Vogel, 1890).

V.d. Eeckhout berichtete 1907, daß er bei der Prüfung des Bromisoval mit Fröschen, 18 Kaninchen und 5 Hunden experimentiert hatte (v.d. Eeckhout, 1907), woraufhin Krieger/v.d. Velden 1907 das Präparat für unbedenklich genug hielten, es 90 Patienten zu geben (Krieger/v.d. Velden, 1907).

Adalin ® wurde 1910 von E. Impens tierexperimentell an Fröschen, 20 Katzen, Hunden, Ellritzen und Kaninchen untersucht (Impens, 1910).
J. Finckh verabreichte daraufhin 1910 dieses Medikament einer nicht genau genannten Zahl psychisch kranker Patienten (Finckh, 1910), und P. Fleischmann therapierte im gleichen Jahr 85 Patienten einer Inneren Klinik mit dieser Substanz (Fleischmann, 1910).
Auch Cervello hat Paraldehyd lediglich an acht Fröschen, sechs Kaninchen und vier Hunden getestet (Cervello, 1882), bevor Morselli es 1883 350 mal bei Geisteskranken anwandte.

Die Anzahl der "Menschenversuche" übersteigt bei weitem die der Tierversuche, bei deren Anzahl höchstens eine grobe toxikologische Prüfung und eine ebenso grobe Prüfung der Wirksamkeit stattfinden kann.

In der Broschüre "Die Arzneimittelprüfung am Menschen" (1976) legt die Medizinisch-Pharmazeutische Studiengesellschaft ein Rechenbeispiel vor für die Entdeckung von Nebenwirkungen. Will man eine Nebenwirkung entdecken, die bei einem Prozent der behandelten Tiere auftritt, so benötigt man 300 Tiere, um die Nebenwirkungen mit einer statistischen Wahrscheinlichkeit von 95 % zu entdecken. Um diese Wahrscheinlichkeit auf

99 % zu erhöhen, sind schon 460 Versuchstiere notwendig; tritt diese Nebenwirkung nur bei 0,1 % der Tiere auf, muß man 3000 bzw. 4600 Tiere einsetzen (S. 24). Dazu kommt, daß für die Erforschung der chronischen Nebenwirkungen einer Substanz diese monatelang Tieren gegeben werden muß.

Tierversuche sind heute sehr umstritten. Es wird der Forschung der Vorwurf gemacht, zu viele, unnötige und grausame Versuche an Tieren anzustellen. Unter dieser Problemstellung hatte der Herausgeber des Buches "Tierversuche, eine Methode bei der Entwicklung zentralnervös wirkender Arzneimittel" (1981), Karl-Heinz Sonntag, die einzelnen Autoren gebeten, Stellung zu nehmen, inwieweit Tierversuche auch in Zukunft notwendig sein werden.
F.J. Kuhn schrieb dazu:
"Unabhängig von diesen speziellen Versuchsanordnungen zum Wirkungsnachweis ist es erforderlich, zur Erfassung von Nebenwirkungen die als wirksam erkannten Stoffe in ihrer allgemeinen pharmakologischen Wirkung zu testen, insbesondere die Wirkung auf das Herz-Kreislauf-System, die Atmung, die glatte und quergestreifte Muskulatur, das vegetative Nervensystem und die Nierenfunktion. Diese Prüfungen dienen als Ergänzung für die gesetzlich vorgeschriebenen toxikologischen Untersuchungen, ohne die eine Erstanwendung am Menschen nicht erlaubt ist" (Kuhn, 1981, S. 48/49).

Um zu wissenschaftlich zuverlässigen Angaben über neue Arzneimittel zu gelangen, sind heute klinisch-pharmakologische Prüfungen standardisiert. Zu den Grundvoraussetzungen gehören der therapeutische Vergleich, das Ausschalten von Mitursachen und die Wahrscheinlichkeitsrechnung. Durchgeführt wird daher die Prüfung einer neuen Therapieform als "kontrollierte Studie".

1932 forderte bereits Paul Martini den therapeutischen Vergleich als wichtigste Bedingung für die klinisch-pharmakologische Forschung. Das bedeutet, daß eine neue, zu erprobende Therapie mit anderen Therapieformen verglichen wird, die sich bereits bewährt haben bzw. als Standardtherapie gelten. Wenn die Schwere der Erkrankung es zuläßt, kann als Vergleich auch die Behandlung mit einem Placebo stehen.

Paul Martini hatte auch auf die Notwendigkeit hingewiesen, Mitursachen auszuschalten, wie die Einstellung des Arztes, die Persönlichkeit des Patienten, der spontane Verlauf einer Erkrankung etc. Das kann nur durch Bildung von Kontrollgruppen gleicher Vorbedingungen und Einführung des Doppelblindversuchs, bei dem weder der Arzt noch der Patient über die jeweilige Medikation informiert ist, geschehen (Arzneimittelprüfung am Menschen, 1976).

Bei der Untersuchung der klinischen Prüfung der Schlafmittel fällt auf, daß in den meisten Fällen diese Medikamente in psychiatrischen Kliniken getestet wurden. Damit stellt sich die Frage, ob die Schlafmittel eine besondere therapeutische Rolle bei der Behandlung psychisch Kranker spielten.

Zu Beginn des 19. Jahrhunderts setzte sich die Ansicht durch, "auch der Narr sei heilbar", zunächst in England (Jetter, 1981, S. 33). In Frankreich entwickelte Philippe Pinel (1745-1826)während der Revolutionsjahre sein "traitment moral et philosophique" (Jetter, 1981, S. 33), und in Deutschland veröffentlichte 1803 Johann Christian Reil (1759 - 1813) seine These, daß "Geist durch den Geist" heilbar sei (Jetter, 1981, S. 34).
Wenn auch die Therapie, die sich auf diese Theorien gründete, zum Teil einen "Stich ins Kurpfuscherische" besaß, so war doch ein neues therapeutisches Konzept für die psychisch

Kranken begründet: "Der Narr ist heilbar!"
(Jetter, 1981, S. 35).

Die neue Methode, "den Geist durch den Geist" zu heilen (Jetter, 1981, S. 127), beinhaltete aber noch nicht den Verzicht auf psychische Zwangsmaßnahmen. "Denn keineswegs waren die Patienten ohne die Fesseln jetzt "frei". Pinel vertauschte vielmehr die eisernen Kettenringe mit dem in England seit Jahrzehnten bewährten "strait jacket".
Auch diese Zwangsjacken unterscheiden sich von jedem anderen Mantel oder Hemd vor allem durch überlange Ärmel, die im Anfall auf dem Rücken des Patienten verknotet wurden" (Jetter, 1981, S. 127).

Um die Mitte des 19. Jahrhunderts setzte dann eine neue Bewegung ein, die die Anwendung psychischer Zwangsmaßnahmen in der Therapie der Geisteskranken völlig ablehnte.

"Den Umschwung bewirkte wahrscheinlich das Buch von John Conolly 'Treatment of the insane without mechanical restraint', das zwar schon 1856 in London, 1860 aber erst ins Deutsche übersetzt, erschienen war" (Jetter, 1981, S. 46).
Das 'no-restraint'-System setzte sich vor allem in den deutschen psychiatrischen Universitätskliniken durch.

So schreibt auch 1878 Richard v. Krafft-Ebing in seinem "Lehrbuch der Psychiatrie":
"Die Erfahrung, dass das Irresein eine Hirnerkrankung darstellt und noch dazu eine heilbare, wenn sie rechtzeitig erkannt und richtig behandelt wird, ist neueren Datums" (S. 239).

Die "rationelle Therapie des Irreseins" (Krafft-Ebing, 1878, S. 239) besteht aus der Beeinflussung der dem Irresein zugrundeliegenden anatomischen Veränderungen, um "mit somatischen, medicamentösen Mitteln eine Ausgleichung der Störung der Hirnfunktion anzustreben" (S. 240). Daneben steht aber auch die "psychische Therapie", in der der Arzt sich über die individuelle Geschichte des Kranken Klarheit verschaffen soll, um so dem Patienten in geduldigem Eingehen auf seine Stimmungen und Störungen aus der Krankheit herauszuhelfen (S. 240/241). Dabei schätzt Krafft-Ebing allerdings die Möglichkeiten der psychischen Therapie als sehr begrenzt ein, so daß man in den meisten Fällen auf die medikamentöse Therapie zurückgreifen muß.
Und so lobte Krafft-Ebing auch das Chloralhydrat als "eine wertvolle Bereicherung der Therapie der Psychosen" (S. 258).

Es scheint daher kein Zufall zu sein, daß die Schlafmittel in so großem Ausmaß in Nervenheilanstalten geprüft wurden. Sie waren die einzigen "Psychopharmaka" dieser Zeit, in der nach Therapiemöglichkeiten für die psychisch Kranken gesucht wurde.

Es wurden folgende Medikamente, soweit aus der Literatur zu ersehen ist, vor ihrer Einführung in die medizinische Praxis in psychiatrischen Kliniken geprüft:

<u>Chloralhydrat</u> 1869 von O. Liebreich in der Berliner Charité an Geisteskranken (Liebreich, 1869)

<u>Paraldehyd</u> 1883 von Morselli bei psychiatrischen Patienten (Morselli, 1883)

<u>Urethan</u> 1885 nach Schmiedebergs Angaben von Prof. Jolly in der psychiatrischen Klinik Straßburg (Schmiedeberg, 1885)

<u>Amylenhydrat</u> 1887 von C. Scharschmidt in der psychiatrischen Klinik Straßburg (Scharschmidt, 1887)

Sulfonal 1888 von G. Rabbas und Prof. Cramer in der Marburger Irrenanstalt (Rabbas, 1888) und von August Cramer in der Psychiatrischen Klinik Freiburg (Cramer, 1888)

Chloralamid 1889 von Eugen Kny in der Psychiatrischen Klinik Straßburg (Kny, 1889)

Amylencarbamat 1890 von Simon Vogel in der Psychiatrischen Klinik Straßburg (Vogel, 1890)

Trional/Tetronal 1891 von Ernst Schultze in der Provinzial-Irrenanstalt in Bonn (Schultze, 1891)

Veronal 1903 von W. Fischer in der Psychiatrischen Klinik Jena (W. Fischer, 1903)

Neuronal 1904 von Arthur Siebert in der Heil- und Pflegeanstalt in Bonn (Siebert, 1904)

Adalin 1910 von J. Finckh an einer größeren Zahl Geisteskranker (Finckh, 1910)

Luminal 1912 von Alfred Hauptmann in der Psychiatrischen Klinik Freiburg und von S. Loewe 1912 in der Psychiatrischen Klinik Leipzig (Hauptmann, 1912, Loewe, 1912)

Diogenal 1913 von Friedrich Mörchen im Kurhaus Ahrweiler an zahlreichen Fällen leichter und schwerer psychischer Erkrankungen (Mörchen, 1913)

Voluntal 1922 von Alfred Hauptmann in der Psychiatrischen Klinik Freiburg (Hauptmann, 1922)

Prominal 1932 von Erich Blum in der Heil- und Pflegeanstalt Gangelt bei Aachen an stationären und ambulanten Epileptikern (Blum, 1932)

Nach meinen Studien gilt die obige Feststellung nicht für Evipan (1932, W. Scharpff), Bromural (1907, Krieger/v.d.Velden), in der Medizinischen Klinik Marburg; Sedormid (1928, Naumann), in der Inneren Abteilung des St. Elisabeth-Krankenhauses in Halle; Aponal (1911 von O. Huber); Somnal (1890 von Dauber) an Patienten einer Inneren Abteilung; Viferral (1923 von Witthauer) im Diakonissenkrankenhaus und in der Privatpraxis.

Wenngleich diese Liste nicht für alle in der Arbeit genannten Präparate vollständig sein kann, so wird meiner Meinung nach doch die Tendenz deutlich, daß die Hypnotika häufig in psychiatrischen Anstalten geprüft wurden.
Dieses Vorgehen erstaunt nicht, wenn man in Betracht zieht, daß die Hypnotika in breitem Umfang auch für die Therapie in psychiatrischen Anstalten eingesetzt wurden. Dies belegt deutlich die Auswahl der Medikamente, die in den Lehrbüchern der Psychiatrie empfohlen werden (siehe Tabelle 3, S. 77). Als Beispiel seien die von Krafft-Ebing 1878, Kraeplin 1883 und Ziehen 1911 hervorgehoben, in denen sämtliche Schlafmittelgruppen als für die psychiatrische Therapie wertvoll bezeichnet werden.

Tabelle 5: Klinisch-pharmakologische Prüfungen

Präparat (eingeführt)	Tierversuche durch	an	Klinische Prüfung von	in	Versuchsanordnung
AMYLENHYDRAT (1887 v. Mering)	1887 v.Mering	Fröschen, Kaninchen, Hunden	1887 C. Scharschmidt	Psychiatr. Klinik Straßburg	80 Kranke in 1050 Einzelversuchen; Anfangs: A. in Rum oder Cognac gelöst, als Geschmackskorrigens Syrup cort.Aurantii; das war zu ungenau, da der Syrup Amylenhydrat ausfällte. Dann: in Rotwein gelöst, jeweils vor Gebrauch zubereitet; widerstrebenden Kranken per Klysma. Dosen: 1,6 - 5,0 g; nur einmal 6,0 g.
VERONAL (1903 Fischer/ v. Mering)	1903 v. Mering	Hunde	1902/03 W. Fischer	Psychiatr. Klinik Jena	83 Patienten: 67 Frauen, darunter ein 13-jähriges Mädchen, 16 Männer. Diagnosen: einfache Schlaflosigkeit (1), Tropho-Neurose (1), Morphin-Entzug (1), Lues cerebri (1), Sclerosis disseminata (1), chron. Alkoholismus (1), Epilepsie (1), Hysterie (vulgäre Form) (5), hysterischer Dämmerzustand (1), hysterische Psychose (11), Neurasthenie (10), Erschöpfungspsychose (3), Irresein aus Zwangsvorstellungen (2), zirkuläres Irresein (3), akute halluzinatorische Verwirrtheit (3), senile Depression (1), Mania acuta (5), Melancholia acuta (11), Periodische Melancholie (1), Paranoia simplex (1), Paranoia hallucinatoria acuta (3), Paranoia hallucinatoria chronica (7), Dementia praecox (1), Dementia paralytica (5), Dementia senilis (3). Applikation: in warmer Milch, Tee, usw. oder auch in Oblaten. Dosen: 0,5 - 1,0 g; selten: 1,5 - 2,0 g.
LUMINAL (1912 Impens)	1912 Impens	Fische, Frösche, Katzen, Kaninchen	1912 S. Loewe	Psychiatr. Klinik Leipzig	ca. 271 Dosen bei 100 Patienten als sedative Tagesdosen, 660 Schlafdosen bei 85 Patienten. Diagnosen: Alle Formen der Hebephrenie und Katatonie, Erregungszustände bei manischen und depressiven Zustandsbildern, expansiv erregte und agitierte Phasen der Paralyse, Delirium tremens und andere chronische und akute Erregungszustände bei Alkoholikern, Erregung und Agrypnie bei Neurasthenie und anderen Degenerierten (!). Applikation: per os; als Tablette (freie Säure) oder Lösung des Natrium-Salzes; teils als 2 %ige Lösung; per Klysma; teils mit Vorliebe subcutane Injektion. Dosen: sedativ: 0,2 - 0,4 g bis zu 4x täglich; hypnotisch: 0,2 - 0,8 g; bis zu 1,6 g angewandt.
			1912 A.Hauptmann	Psychiatr. Klinik Freiburg	unbekannte Anzahl von Patienten und nicht geschilderte Versuchsanordnung: Antiepileptische Wirkung von Luminal anerkannt.
URETHAN (1886 Schmiedeberg)	1886 Schmiedeberg	Frösche, Vögel, Säugetiere, Kaninchen, Tauben, Hunde	Prof. Jolly (erschienen ?)	Klinik Psychiatr. Straßburg	
			1885 Sticker	Innere Klinik Gießen	27 Patienten in 63 Einzelbeobachtungen Urethan gegeben. Dosen: 1 g, später 2, 3 u. 4 g, weil sonst die Wirkung zu schwach war.
APONAL (1911 O. Huber)	1911 O. Huber	Hunde, Katzen, Kaninchen	1911 O. Huber	?	seit ca. 1 1/2 Jahren größere Anzahl von Patienten. Dosis: 1,0 - 1,5 - 2,0 g.
VOLUNTAL (1922 Willstätter)	1902 Impens 1922 Straub	? Kaulquappen Kaninchen	1922 A.Hauptmann	Psychiatr. Klinik Freiburg	Diagnosen: Neurastheniker, Psychopathen, Debile, ältere Arteriosklerotiker, Katatoniker, choratische Enzephalitiker. Anzahl nicht genannt. Dosen: 0,5 - 1,0 - 2,0 g, als sedative Dosen: 2-3x 0,25 g pro Tag

Fortsetzung Tabelle 5

Präparat (eingeführt)	Tierversuche durch	an	Klinische Prüfung von	in	Versuchsanordnung
PARALDEHYD (1883 Cervello)	1883 Cervello	8 Frösche, 6 Kaninchen, 4 Hunde	1883 Morselli	?	ca. 350 Einzelgaben bei den verschiedensten Formen des Irreseins. Diagnosen: maniakalische Aufregungszustände, periodische Tobsucht, Melancholien aller Art, Schwachsinn mit Aufregung, Paralyse bei Hysterischen, Hypochondrie, einfache Schlaflosigkeit, Neuralgien, cyclische Psychosen und aufgeregte Halluzinationen, Epileptiker, Alkoholiker; körperlich Erkrankte: vor allem akute fieberhafte Affektionen (Typhus, Exantheme, Gelenkrheumatismus), Rekonvaleszenten, Anämische, Kachektische, Herzleiden, M. Basedow, chronische Lungenerkrankungen
SULFONAL 1888 Baumann/ Kast	1888 Kast	?	1888 Kast	Klinik von Geh.Hofrath Bäumler; Privatpraxis	ca. 30 Patienten - 120 Anwendungen. Diagnosen: nervöse Schlaflosigkeit bei neurotischen Patienten oder Patienten, deren cerebrale Übererregbarkeit durch organische Hirnleiden entstanden ist, einige Greise mit Schlafstörungen, febrile Erkrankungen, Herzkrankheiten.
			1888 Rabbas	Marburger Irrenanstalt	27 Patienten; über 220 Anwendungen in Dosen von 2 - 3 g.
			1888 Prof. Cramer	Marburger Irrenanstalt	24 Patienten; 215 Einzelgaben; setzte Rabbas Versuche fort.
			1888 August Cramer	Freiburger psychiatr. Klinik	25 Patienten, 192 Einzelgaben. August Cramer veröffentlichte seine Ergebnisse zusammen mit denen von Prof. Cramer aus Marburg. Diagnosen: Melancholie (25), hysterische Seelenstörungen (9), Manie (8), Paralyse (4), Paranoia (2), Hebephrenie (1). Applikation: als Oblaten oder in Bier, Wein, Wasser, Kaffee etc. gelöst; 3x ohne Wissen des Patienten in das Abendessen gegeben. Dosen: 2 - 3 g
TRIONAL - TETRONAL (1889 Baumann/Kast)	1889 Baumann/ Kast	?	1890 Rumpel/Barth	Neues Allg. Krankenhaus Hamburg-Eppendorf	Tetronal: 74 Anwendungen bei 30 Kranken; Trional: 72 Anwendungen bei 40 Kranken. Dosen: Tetronal bis 4 g; Trional 3,0 - 4,0 g.
			1891 E.Schultze	Provinzial Heil- und Pflegeanst. Bonn	1000 g Trional in 600 Einzelgaben; 700 g Tetronal in 400 Einzelgaben. Einzelgaben: 1 - 4 g. Applikation: Pulver, meist nach dem Abendessen, halbe Stunde vor dem Schlafengehen; in großer Menge warmen Wassers; zuweilen auch in die Abendsuppe. Diagnosen: 76 Geisteskranke: 20 Manien, Paralyse (15), Paranoia (8), Melancholie (16), "Schwachsinnige mit Erregung" (17).
CHLORALHYDRAT (1869 Liebreich)	1869 Liebreich	Frösche, Kaninchen, Hunde	1869 Liebreich	Charité Berlin	Geisteskranke, 19 Patienten, davon 1 Epileptiker (42-jähriger Mann). Applikation: zunächst in kleinen Dosen subcutan injiziert, dann per os größere Dosen, 3,5 g in einem Weinglas mit Wasser.
CHLORALAMID (1889 v.Mering/ Zuntz)	1889 v. Mering/ Zuntz	Kaninchen, Frösche	1889 Eugen Kny	Psychiatr. Klinik Straßburg	31 Patienten, über 100 Einzelgaben, Einzeldosis: 1,5 - 4 g.

Fortsetzung Tabelle 5

Präparat (eingeführt)	Tierversuche durch	an	Klinische Prüfung von	in	Versuchsanordnung
SOMNAL (1890 Dauber/ Radlauer)	1890 Dauber 1889 Langgaard	6 Kaninchen ?	1890 Dauber	?	20 Patienten; Diagnosen: Phtisiker (10), Spondylitis mit Paraplegie (1), Myelitis transversa, Lungentuberkulose, Emphysema pulmonale, Mitralinsuffizienz mit Kompensationsstörungen, cupröse Pneumonie, Hemiplegie, Urämie, Carcinoma uteri, Aorteninsuffizienz - nicht kompensiert, Unruhe wegen anderer Patienten, Schmerz wegen Oberarmbruch, Meningitis spinalis chronica, Gliederschmerzen, Hypochondrie, Hysterie, amyotrophe Lateralsklerose, Überarbeitung. Dosis: Männern: 2 g, Frauen: 1 g
			1890 Robinson		20 Patienten mit körperlichen Beschwerden, 6 Patienten mit akuten Infekten, 18 Patienten mit nervöser Agrypnie
			1889 Rabow		20 Verabreichungen
VIFERRAL (1905 Witthauer/ S.Gärtner)	1905 Witthauer/ S. Gärtner	?	1905 Witthauer	Diakonissen-Krankenhaus Halle; Privatpraxis	50 Patienten, Dosis: 0,75 - 1,5 - 2,0 g Applikation: in Oblaten
AMYLENCARBAMAT (1890 S. Vogel)	1890 Vogel	9 Kaninchen 1 Hund	1890 Vogel	Psychiatr. Klinik Straßburg	25 Patienten in 45 Einzelgaben Dosis: 2,0 - 3,0 g, in einem Fall bis 4,0 g Applikation: in Oblaten oder in Flüssigkeiten gelöst
DIOGENAL (1913 Heinz)	1913 R. Heinz	Frösche Warmblüter: Kaninchen und andere kleine Versuchstiere	1913 F. Mörchen	?	In zahlreichen Fällen leichter und schwerer psychiatrischer Erkrankung (nicht näher charakterisiert. Applikation: z.T. als Tabletten, z.T. unbemerkt ins Essen getan Dosen: sedativ: 3 x 1,0 g; oder 3 x 0,5 g bis zu 4,0 oder 5,0 g pro Tag gegeben. Dennoch keine deutlichen hypnotischen Effekte.
EVIPAN (1932 Weese)	1932 Weese	?	1932 W. Scharpff	?	?
PROMINAL (1932 Weese)		?	1932 Erich Blum	Heil- u. Pflegeanst. Gangelt b. Aachen	Seit Anfang 1929 auf Epileptiker-Station und bei ambulanten Epileptikern geprüft. Mehrere hundert Dosen; Dosen: 1 x 0,2 g pro Tag
BROMURAL (1907 Knoll & Cie Ludwigshafen	1907 v.d.Beckhout (Leitung Prof.Gottlieb)	Frösche 18 Kaninchen 5 Hunde	1907 Krieger/ v.d.Velden	Medizin. Klinik Marburg	90 Patienten 3-5x gegeben; 20 Patienten wochenlang gegeben. Diagnosen: Leukämie, Phtise, Tabes incipiens bei Neurasthenie, Bronchitis, Herzkrankheit, Neurasthenie etc., schwere Lungenphtise, Ischias, schwerer Tabes mit lanzinierendem Schmerz, Typhusdelirien, urämische Zustände, Angina pectoris, schwere Unruhr bei Herzinsuffizienz, neurasthenische Psychosen, Fieberdelirien. Dosen: 0,3 - 1,0 g; Empfehlung: 0,3 - 0,6 g

Fortsetzung Tabelle 5

Präparat (eingeführt)	Tierversuche durch	an	Klinische Prüfung von	in	Versuchsanordnung
SEDORMID (Hoffmann-La Roche)	1928 Demole	Maus, Meerschweinchen, Ratte, Kaninchen, Katze, Hund	1928 H.Naumann	Innere Abteilung des St.Elisabeth Krankenhauses Halle	2 Jahre geprüft - keine detaillierten Angaben
ADALIN (Bayer & Co.)	1910 Impens	Frösche, 20 Katzen, Hunde, Ellritzen, Kaninchen	1910 J. Finckh	?	9 Monate an 110 Patienten in ca. 2500 Einzelgaben geprüft, dabei 1500 g Adalin verbraucht. Der größte Teil der Patienten mit psychiatrischer Diagnose, ein kleiner Teil "geistig normal". Dosen: 0,5 - 3 g, oder 4 x 0,25 - 0,5 g, z.T. auch 2 g über 10 - 11 Tage.
NEURONAL (1904 Fuchs/ Schultze)	1904 G. Fuchs/ E.Schultze	?	1904 A.Siebert	Provinzial Heil- u. Pflegeanst. Bonn	Ca. 450 g Substanz in etwa 350 Einzeldosen bei über 100 meist männlichen Patienten. Diagnosen: Rekonvalszenten bzw. Remission von Psychosen, Neurasthenie, senile Demenz, depressive Verstimmung Jugendlicher, Involutions- und senile Melancholie mit stärkerem Hervortreten von hypochondrischen Ideen und Angstzuständen, Halluzinationen, Delirien, Alkoholdelirien, Manie, Paralyse, hebephrene und katatone Erregung, Epilepsie. Applikation: als Pulver, mit etwas Wasser nachgespült; Oblaten. Dosen: 0,5 - 1,2 g, 1,5 - 2,0 g bei leichter bzw. schwerer Schlaflosigkeit

7. Theorien über den Wirkungsmechanismus der Narkotika und Hypnotika

Die Narkosetheorien hatten einen erheblichen Einfluß auf die Schlafmittelforschung. Zum einen wurden Narkose und Schlaf als verwandte physiologische und psychische Zustände betrachtet (Meyer/Gottlieb, 1910, S. 47), zum anderen sah man in ihnen nur Gradunterschiede des gleichen Zustandes (M. Kochmann, 1923).

Auch heute noch zieht man zwischen narkotischer und hypnotischer Wirkung keine scharfen Grenzen. Daß zwischen beiden Gruppen fließende Übergänge bestehen, geht aus folgender Klassifizierung in einem modernen Lehrbuch der Pharmakologie hervor, in dem es von den "Verbindungen, die in hohen Dosen narkotisch wirken, wie z.B. Barbiturate und Stoffe mit analoger Wirkung (sog. 'Nichtbarbiturate')", zugleich heißt: "Dosisabhängig bewirken diese Substanzen: Sedierung = Schlaf = Narkose = Koma = Tod ... " (Forth, Henschler, Rummel, 1977, S. 40).
Anhand dieser Unterscheidung wird deutlich, daß mit der Erforschung der Narkose auch Aufschluß gewonnen werden kann über Wirkungsort und -mechanismus der Schlafmittel. Zum anderen waren die Forscher bestrebt, Schlafmittel gezielt synthetisieren zu können. Eng verbunden mit der Entwicklung neuer Schlafmittel waren die Forschungen über Konstitutions-Wirkungs-Prinzipien, wie sie bei der Synthese von Schlafmitteln immer wieder gesucht und eingesetzt wurden, sowie die Theorien und experimentellen Arbeiten über die Narkose.

7.1. Hyperämie oder Anämie als Ursache der Narkose

Gemäß den theoretischen Vorstellungen im 19. Jahrhundert sollte für die Entstehung einer Narkose oder des Schlafes eine Änderung der Hirndurchblutung verantwortlich sein.

Wie Claude Bernard (1813 - 1878) annahm, wurden durch die Blutfülle des Gehirns bestimmte Hirnanteile komprimiert, so daß eine Beeinträchtigung ihrer Funktion und damit Schlaf oder eine Narkose eintraten:
"Dès l'antiquitêon avait déjà soutenu que le somneil était produit par l'accumulation, dans le crâne, d'une quantité exceptionnelle de sang qui comprimait la substance cérébrale et interrompait ainsi l'excercise de ses fonctions ...; dans cette manière de voir, le somneil était donc une hyperémie du cerveau" (Claude Bernard, 1875, S. 114).

Ein anderes Konzept vertrat Arthur E. Durham 1860. Er hatte bei einem Hund, dem er den Schädelknochen trepaniert hatte, während des Schlafes und während einer Chloroform-Narkose den Durchblutungszustand des Gehirns beobachtet und eine "Anämie", d.h. eine Verringerung der Durchblutung, festgestellt.
Claude Bernard referierte diese Versuche 1875 (S. 115):
"Il trouva que, pendant le somneil naturel, le cerveau devenait pâle, exsangue; son volume diminuait et s'affaisait notablement au-dessous de la plaie ossouse, sans doute parce qu'il dégorgeait le sang contenu dans ses veines ..."

Kurze Zeit später, 1866, veröffentlichte William A. Hammond ähnliche Beobachtungen. Er konnte 1854 an einem Patienten mit einer Schädelverletzung nach einem Eisenbahnunfall aufgrund der unmittelbaren Beobachtung der Zu- bzw. Abnahme des Gehirnvolumens feststellen, daß während des natürlichen Schlafes eine verminderte Durchblutung des Gehirns auftrat. Über einen ähnlichen Patienten hatte Bedforf-Brown 1860 berichtet. Nach seinen Angaben verringerte sich während des natürlichen Schlafes die Gehirndurchblutung, während sich unter der Narkose einige Zeitlang die Durchblutung des Gehirns gesteigert hatte.

Und schließlich 1863 hatte Ernest A. Samson Versuche mit Fröschen veröffentlicht, bei denen er während des Schlafes wiederum eine Verminderung der Hirndurchblutung festgestellt hatte (Samson, 1863).

Nach Claude Bernards Deutung dieser Ergebnisse sollte diese verminderte Hirndurchblutung nicht Ursache, sondern Folge des natürlichen Schlafes sein. Das Gehirn reagiere wie jedes andere Organ, das sich in einem Ruhezustand befinde, die Durchblutung nimmt ab.
"En effet, quand un organe est en repos, il contient ordinairement moins de sang que lorsqu'il travaille" (Bernard, 1875, S. 117).

Aus seinen eigenen Untersuchungen schloß Bernard, daß in der Narkose zunächst eine Hyperämie auftritt, die er mit einer anfänglichen Asphyxie in Zusammenhang brachte, während sich anschließend eine verminderte Hirndurchblutung einstellt.
"Nous avon vue que dans certains cas l'anesthésie pouvait s'accompagner de symptômes d'asphyxie et de troubles qui suspendent la respiration, surtout au premier moment de l'administration de la substance anesthésique: alors il y a certainement congestion du cerveau; mais si l'asphyxie cesse et que l'anesthésique survienne, alors il y a pâleur et anémie dans l'anesthésie comme dans le somneil. Ce qui revient a dire que, dans l'anesthésie, il y a anémie du cerveau; seulement elle peut être ou non précédée des phénomènes congestif" (Bernard, 1875, S. 117/118.

Carl Binz (1832 - 1913) erklärte den Schlaf 1877 nicht mehr mit einer verminderten Durchblutung - Anämie. Er nahm die Existenz sich ständig bildender Ermüdungsstoffe an, die den Schlaf verursachen sollten. Wenn nun im Schlaf die Gehirn-

durchblutung abnahm, so sammelten sich, wie sich Binz vorstellte, diese Stoffe dort an, und die Müdigkeit konnte nicht vergehen (siehe unter Schlaf: Ermüdungsstoffe) (Binz, 1877).
"Psychiatrische Kreise besitzen vielfach die Überzeugung, die Hypnotica wirken lediglich durch Gefässconstriction im Gehirn" (Binz, 1877, S. 314).
"Auch ohne Blutleere des Gehirns kommt Schlaf zustande. Sie ist demnach nicht als wesentlich für ihn auszusprechen. Dass sie bei längerer Narkose eintritt, stimmt mit der allgemeinen Erfahrung überein, wonach ruhende Organe weniger Blut enthalten" (s.o. S. 317).

Nach Bernard und Binz wurde diese Theorie nicht mehr aufgegriffen. Ursache und Wirkung waren bei der Formulierung dieser Vorstellungen vertauscht.

7.2. Semikoagulation der Proteine in den Nervenzellen als Ursache der Narkose

Claude Bernard (1813 - 1878) stellte 1875 eine neue Theorie der Narkose auf, deren Kernstück lautete, daß die Narkotika eine reversible Koagulation der Proteine in den Nervenzellen bewirken. Diese Koagulation sei die Ursache für die Funktionseinschränkung der Zelle und damit ihres narkotischen Zustandes.
Zur gleichen Ansicht gelangte unabhängig von Claude Bernard 1877 Carl Binz (1832 - 1913).
Zum Beweis seiner Theorie ließ Claude Bernard Äther und Chloroform auf Muskelgewebe einwirken, und er beobachtete eine "rigidité chloroformique". Als Ursache sollte die Koagulation des Inhalts der Muskelfibrille gelten, die unter dem Mikroskop als eine Semi-Koagulation zu identifizieren war.
"Or, si l'on place un muscle dans des vapeurs de chloroforme

ou d'éther, ou si l'on incecete dans le tissu musculaire de l'eau légèrement chloroformée ou éthérée, et si on laisse durer assez longtemps ce contact, on amene la rigidité du muscle; le contenu de la fibre es coagulé; on a ce qu'on appelle la rigidité chloroformique. Mais si l'on fait durer un peu moins longtemps ce contact, on arrive bientôt a un moment où le muscle perd son excitabilité; il est anesthésié. Or, même en ce moment, en examinant la fibre musculaire au microscope,on voit que son contenu n'est plus transparent qu'il est dans un ètat de semi-coagulation" (Bernard, 1875, S. 154). Überdies ließ Bernard Chloroform auf Nervenzellen wirken und stellte dabei einen unter dem Mikroskop zu beobachtenden Transparenzverlust der Zellen fest, der durch die "Semikoagulation der Proteine" in den Zellen zu erklären sei. Aufgrund dieser Beobachtungen erklärte Bernard das Phänomen der Narkose: die Narkotika bewirken bei Menschen eine Semikoagulation der Proteine seiner Nervenzellen und verursachen damit die Narkose.

"Nous ne sommes pas aussi avancés pour l'action des anesthésiques; mais nous pensons cepedant qu'un certain nombre d'arguments empruntes à l'analyse exacte des faits peuvent nous permettre de concevoir d'une facon assez nette l'action physico-chimique qu'ils exercent sur les éléments nerveux. A nos yeux, cette action consisterait en une semicoagulation de la substance même de la cellule nerveuse, coagulation qui ne serait pas définitive, c'est-à-dire que la substance de l'élèment anatomique pourrait revenir à son état primitif normal après élémination d l'agent toxique" (Bernard, 1875, S. 153).

Overton kritisierte 1901 Bernards Versuche, indem er bemängelte, die Untersuchungen seien nicht umfassend genug gewesen und wiesen methodische Fehler und falsche Interpretationen auf. Die Theorie beruhe auf einem Analogieschluß von Muskelzellen auf Nervenzellen, der nicht zulässig sei. Bernard hatte die Konzentrationen der Narkotikalösungen und die Unterschiede zwischen basischen und indifferenten Narkotika, für die jeweils andere Gesetze gelten, nicht in seine Überlegungen mit einbezogen. Die Starre des Protoplasmas sei für die Mehrzahl der basischen Narkotika zutreffend, ließe man nämlich z.B. Resorcin oder Oxybenzole auf Pflanzenzellen einwirken, so sistierten alle Tätigkeiten. Außerdem hatte Overton beobachtet, daß Ganglienzellen auf geringere Narkotikakonzentrationen reagierten als andere Gewebszellen.

Carl Binz kam zu gleichen Ergebnissen wie Claude Bernard, jedoch unabhängig von ihm.

"1. Die als schlafmachend bekannten Agentien der Pharmakopoe besitzen die Fähigkeit, eine Art von Gerinnungszustand der Substanz der Gehirnrinde in frischen Partikeln zu bewirken. Andere zum Theil nahe verwandte aber nicht hypnotische Körper theilen diese Fähigkeit nicht.
2. Auch ohne Blutleere kommt Schlaf zu Stande. Sie ist demnach nicht als wesentlich für ihn auszusprechen. Dass sie bei längerer Narkose auftritt, stimmt mit der allgemeinen Erfahrung überein, wonach ruhende Organe weniger Blut enthalten.
Als Hypothese dürfte folgendes zulässig sein:
Morphin, Chloral, Aether und Chloroform besitzen starke Affinitäten zu der Substanz der Grosshirnrinde des Menschen. Sie bindet für eine Zeit lang die vom Blute zugeführten Hypnotika und wird durch die hieraus resultirende Aenderung ihres Stoffwechsels (Herabsetzung der Dissociation der lebenden Materie im Sinne Pflüger's) unfähig gemacht, die Functionen des wachen Zustandes auszuüben" (Binz, 1877, S. 317).

Overton kritisiert auch Binz' Ergebnisse als "zu roh". Er hatte Konzentrationen und osmotische Verhältnisse bei seinen Versuchen nicht beachtet.
Diese Theorie ist nach Bernard und Binz nicht mehr aufgegriffen worden. Overtons Kritik zeigt schon die Kernpunkte der fraglichen Schlüsse Bernards und Binz' auf. Es waren grobe Versuche, ohne Berücksichtigung von Konzentrationen, osmotischen Verhältnissen und genauer Analyse der verwendeten Stoffe.

So bemerkte 1923 M. Kochmann zu Recht (S. 449):
"Aber auch die Ansicht ..., daß der Narkose eine grobe mikroskopisch schon wahrnehmbare Veränderung in den Hirnzellen, kenntlich durch eine Trübung des Protoplasmas, zugrunde liege, ist ... als unrichtig und auf technische Mängel der Untersuchungsmethodik zurückführbar erkannt worden ...".

7.3. Dysosmotische Theorien

1894 berichtete Raphael Horace Dubois (1849 - ?) *) über Beobachtungen, daß sich an der Oberfläche von Pflanzenteilen, die er den Dämpfen von Chloroform und Äther ausgesetzt hatte, Wasser ansammelte. Es bildeten sich Wassertröpfchen, die er sogar photographieren konnte. Er deutete diesen Vorgang als eine Verdrängung von Wasser aus der Zelle durch das Narkotikum. Aus einem "hydrogèle", einer wässrigen kolloidalen Lösung sollte ein "alcoolgèle" oder "étherogêle" entstehen. Damit übernahmen die Narkotika die Funktion von Lösungsmitteln. Mit dem Austritt von Wasser veränderte sich der Funktionszustand, und es bildeten sich "Gelzustände" aus.

---

*) Anmerkung: 'Verschwunden' zwischen 1929 und 1938 laut Dictionnaire Biographie Francaise, Bd. 11/1965/67, S. 970.

Außerdem würden Zellbestandteile mit dem Wasser aus der Zelle herausgeführt.
"En réalité, le liquide ainsi excrété n'est pas de l'eau absolutement pure, elle contient de très faibles proportions de divers matériaux solides que nous n'avons pas encore étudiés" (Dubois, 1894, S. 584).
Diesen Vorgang führte er auf eine Diffusion zwischen Ätherdampf und Wasser zurück.

Nach Hans Horst Meyers (1853 - 1939) Deutung der Dubois' Versuchsergebnisse sollten die aus Fetten bestehenden Zellbestandteile durch den Wasserausstrom in ihrem Lösungsverhältnis zu den übrigen Zellbestandteilen gestört werden. Aufgrund ihrer Lipophilie seien die Narkotika dazu in der Lage und störten dadurch die zur normalen Funktionsfähigkeit nötigen Lösungs- und Mischungsverhältnisse der Zelle.

Erhebliche Einwände gegenüber der Methode Dubois' äußerte 1901 Overton. Er definierte als dysosmotische Verbindungen solche Substanzen, die nur schwer organische Membranen passierten (Overton, 1901, S. 8). In Dubois' Versuchen entstand die Wasserausscheidung nicht durch die wasserentziehende Wirkung der Narkotika, sondern sie war ein Ergebnis der Zellschädigung. Dadurch gingen natürlich auch die normalen osmotischen Eigenschaften verloren (Overton, 1901, S. 8 ff.). Wenn, wie Overton einräumte, während der Narkose ein Wasserentzug eine Rolle spielte, so konnte dieser nur in der Weise einsetzen, daß einzelne Bestandteile der Zellen wasserärmer wurden, nicht aber in der Weise, daß das gesamte Protoplasma Wasser verlor.

Zwanzig Jahre später kam die Auffassung, daß die Narkose auch eine Dehydratation mit sich bringe, erneut in die Diskussion.

Fußend auf den Ergebnissen seiner eigenen Arbeiten und denen seiner Mitarbeiter A. Schlanstedt, H. Fischer, A. Kaufmann und R. Hollaender, erklärte M. Kochmann die lähmende Wirkung der Narkotika mit Hilfe von Dehydrierungsvorgängen: "Dabei zeigte sich nun, daß der narkotisierte Muskel bei Eintritt der Lähmung im Vergleich zum Kontrollmuskel immer an Gewicht verloren hatte" (Kochmann, 1923, S. 466).
" ... Daraus konnte geschlossen werden, daß die Gewichtsabnahme auf Wasserverlust beruhte ..." (S. 467).
"Es liegt nahe, die Ansicht auszusprechen, daß durch die Dehydratation eine Zustandsänderung der Kolloide bewirkt wird, die die Zellfunktion reversibel lähmt. Schon früher (1894) hatte R. D u b o i s an gewissen Pflanzenzellen, die er den Dämpfen des reinen Äthers oder Chloroforms aussetzte, beobachtet, daß sich an der Oberfläche Wassertröpfchen ansammelten. Diese durch die Narkose hervorgerufene Wasserverarmung wäre nun nach D u b o i s das Wesentliche der Narkose. Wenn auch O v e r t o n ... nachweist, daß in den Versuchen D u b o i s ' keine Narkose eingetreten, sondern Zelltod erfolgt war und H ö b e r ... hervorhebt, daß nicht narkotische, sondern irreversibel lähmende Konzentrationen ihren Einfluß geltend gemacht hätten, so läßt sich dies nicht leugnen, daß nach den Versuchen K o c h m a n n s und seiner Mitarbeiter auch eine reversible Dehydratation während der Narkose eintritt" (S. 467).

7.4. Richetsche Regel

Charles Robert Richet (1850 - 1935) stellte 1893 (217) eine Regel auf, die besagt, daß die Giftigkeit der Alkohole mit Zunahme der Wasserlöslichkeit abnimmt. Damit stellte Richet zwar keine Theorie der Narkose auf, er betrachtete jedoch die Wirkungsweise einer Substanz in Abhängigkeit ihres Löslichkeitsverhaltens.

Overton 1901 und Baum 1899 referierten beide diese Regel, die ihren eigenen Vorstellungen genau entgegengesetzt war (siehe Lipoidtheorie), nahmen Overton und Baum jedoch an, daß die Wirkung der Narkotika von ihrer Lipophilie abhängig sei.

Die Richetsche Regel war ein Modell, mit dessen Hilfe die Wirkung einiger Substanzen zu erklären war (siehe M. Kochmann, 1923, S. 452):
"Daß die Richetsche Regel für eine große Anzahl von Substanzen zutrifft, hat R i c h e t selbst (Äthylalkohol, Äther, Urethan, Paraldehyd, Amylalkohol), F ü h n e r für Pentan, Hexan, Octan und eine Reihe gechlorter Derivate des Methans und Äthans, nachgewiesen; auch R e d o n n e t bestätigt die R i c h e t sche Regel an einer Reihe von Barbitursäurederivaten. Daß auch Ausnahmen von der Regel vorhanden sind, hat D u n z e l t gezeigt, da das leicht lösliche Bromalhydrat viel stärker narkotisch wirkt als das schwer lösliche Methylurethan".

Richets Regel lieferte eher eine Aussage über den Zusammenhang zwischen physikalischen und physiologisch-pharmakologischen Eigenschaften einer bestimmten Substanz als einen Beitrag zur Theorie der Narkose.

Mit Hilfe eines ähnlichen theoretischen Modells, wie es die Lipoidtheorie enthielt, hätte die Regel von Richet bestenfalls einige pharmakokinetische Fragen beantworten können. Richet hatte aber für den entscheidenden Faktor der Wirkungsbestimmung die Wasserlöslichkeit und nicht die Fettlöslichkeit eines Stoffes erachtet. Durch die Begründer der Lipoidtheorie wurden diese Überlegungen widerlegt (s. Lipoidtheorie).

7.5. Fettlösung als Ursache der Narkose

Unmittelbar nach der Entdeckung der anästhesierenden Eigenschaften des Äther 1842 von William E. Clark (geb. 1818) und Crawford W. Long (1815 - 1878), die den ersten operativen Eingriff unter Äther ausführten, und 1847 von M.J.P. Flourens (1794 - 1867), Jacob Bell (1810 - 1859) und James Young Simpson (1811 - 1870), die unabhängig voneinander die narkotischen Eigenschaften des Chloroforms beschrieben, stellten 1847 Ernst v. Bibra (1806 - 1878) und Emil Harless (1820 - 1862) eine Theorie über den Wirkungsmechanismus der Narkotika auf (Bibra/Harless, 1847).

Sie untersuchten in zahlreichen Experimenten die Wirkung des "Schwefeläthers, d.i. aus Schwefelsäure und Weingeist" gewonnener Äther (Bibra/Harless, 1847, Kap. 3.2.) und gelangten zu einer physikalisch-chemischen Theorie des Wirkungsmechanismus. Sie bestimmten bei 72 etwa gleich großen Tieren, und zwar Kaninchen, Fröschen, Tauben, Ratten, Sperlingen, Salamandern und Katzen, die zum Teil vor der Tötung wiederholt mit Äther tief narkotisiert worden waren, den aus Hirn und Leber mit Äther extrahierbaren Fettgehalt. Dabei kamen sie zu dem Ergebnis, daß bei den Tieren, die vor dem Tode mit Äther behandelt worden waren, das Gehirn weniger und die Leber mehr Fett enthielten als bei den nicht narkotisierten Tieren. Sie zogen daraus den Schluß, daß der im Blut kreisende Äther das Gehirn entfette und damit die Leistungsfähigkeit dieses Organs herabgesetzt werde:

"Der Inhalt der Nerven ist, wie von allen Physiologen einstimmig angenommen wird, das Wirksame, das Wesentliche an denselben. Die vorzüglichste Eigenschaft des Aethers besteht in seiner Kraft, das Fett aufzulösen; was umso leichter geschieht, je näher die Temperatur dem Siedepunkt des Aethers liegt. Eine zweite Eigenschaft des wasserfreien Aethers ist,

Wasser begierig anzuziehen. Beide Eigenschaften sichern ihm die Leichtigkeit, mit der es alle Gewebe ohne Unterschied endosmotisch und exosmotisch zu durchdringen vermag .... Also noch mit allen seinen chemischen Kräften ausgerüstet trifft er (der Äther, d.Verf.) auf die Nervensubstanz, zu deren Fettbestandtheilen er die größte Verwandtschaft hat, diese werden von ihm zuerst angegriffen und theilweise aufgelöst, und diese Auflösung wird von dem venösen Blut aufgenommen, nachdem sie die Wandungen der Capillaren endosmotisch durchdrungen hat" (Bibra, Harless, 1948, S. 161).

Hans Horst Meyer (1853 - 1939) und Charles Ernst Overton (1865 - 1933) hielten in ihrer Kritik dieser Ergebnisse die Schlußfolgerungen zwar nicht für einwandfrei, aber dennoch für sehr bemerkenswert (Overton, 1901; Meyer, 1899). Sie wandten ein, wie denn bei einer Auslaugung der Gehirnfette eine Narkose jemals wieder zurückgehen kann und stellten fest, daß für eine Lösung der Gehirnfette eine viel größere Konzentration an Narkotika nötig ist, als sie in den sehr verdünnten therapeutischen Lösungen der Narkotika gegeben ist.

Dieses Fett, das Bibra und Harless aus dem Gehirn herausgelöst fanden, suchten sie nun in einem anderen Körperorgan. In der Leber konnten sie ebenfalls einen Überschuß an Fett bestimmen.

Für Hans Horst Meyer (1899) blieb vor allem die Frage ungeklärt, wie eine Narkose, die auf einem solchen Wirkungsmechanismis basiert, überhaupt reversibel sein kann; er stellte daher folgende Überlegungen an:
"Daraus geht zugleich hervor, dass nicht die Auflösung und Fortführung von Nervenfett allein den Grund der Narkose bilde, sondern dass nebenbei auch dadurch dieselbe eingeleitet

werde, dass durch den in die Nervenröhren dringenden Aether das Fett in ein anderes Verhältnis zu dem Eiweiss und Wasser gesetzt werde, mit dem es im normalen Zustand verbunden ist, so dass dadurch die Bedingungen gestört werden, unter denen allein die Nerven wirksam sein können.
Ist nun aber einmal dem Nervensystem ein Theil seines Fettes entzogen, so muss dasselbe, um die frühere Integrität wieder herzustellen, von anderer Seite her ersetzt werden. Denken wir uns die Fettbildung im Körper wie wir wollen, jedenfalls wird sie durch Begünstigung und Anregung des Stoffwechsels beschleunigt"(Meyer, 1899, S. 155).

Ludimar Hermann (1838 - 1914) hatte 1866 und 1874 die Ergebnisse seiner Versuche mit Narkotika veröffentlicht. Hermann hatte bei diesen Versuchen Hämolysen beobachtet, die er darauf zurückführte, daß Fette durch die Narkotika aus den Erythrozyten herausgelöst worden seien und sah darin einen der Narkose zugrunde liegenden analogen Vorgang. "Alle hier genannten Substanzen (Anästhetika, d.Verf.) zeichnen sich durch Flüchtigkeit und starken Geruch aus. Ihre Wirkung ist, ... als eine Veränderung nervöser Centralapparate und bei grossen Dosen oder directer Application auch anderer Nervenapparate aufzufassen. Die auffallende Wirkung der grossen Mehrzahl auf die rothen Blutkörperchen ist jedenfalls nicht als Ursache der nervösen Veränderungen zu betrachten; wohl aber kann ein Zusammenhang beider Erscheinungen darin vermuthet werden, dass die Blutkörperstromata und die nervösen Organe gewisse gemeinsame Bestandtheile, nämlich Lecithinkörper, Cholesterin und Fette enthalten; möglicherweise sind diese Substanzen, für welche viele dieser Körper Lösungsmittel sind, der Angriffspunkt der letzteren" (Hermann, 1874, S. 279).

Overton untersuchte 1901 Hermanns Ergebnisse und kam zu dem Schluß, daß die Hämolysen in Hermanns Versuchen durch toxische

Wirkungen hoher Konzentrationen und osmotische Veränderungen bedingt waren.
Auch Julius Pohl (1861 - 1942) ging 1891 von einem ähnlichen Wirkungsmodell aus. Er stellte fest, daß sich das Chloroform leicht im Blut löst und von dort aus in die Organe übertritt. Das geschieht um so rascher, je mehr chloroformlösliche Bestandteile darin vorhanden sind. Als ein an chloroformlöslichen Bestandteilen besonders reiches Organ wurde das Gehirn wegen seines Gehalts an Cholesterin und Lecithin unter anderem betrachtet. Pohl sah darin allerdings nicht die Ursache der Narkose. Er hatte damit aber als Vorläufer Overtons (siehe Lipoidtheorie) einen ähnlichen Ansatz für die Erklärung der Pharmakokinetik entwickelt.

In seiner Autobiographie erläuterte Hans Horst Meyer die Bedeutung seiner Narkosetheorie für sein weiteres Forschungsprogramm. Der Ausgangspunkt seiner Untersuchungen war die Frage nach dem Zusammenhang zwischen der Konstitution eines Stoffes und seiner physiologischen Wirkung.
"Die schon vorher angedeutete Gedankenrichtung in der Frage von dem Zusammenhang der Konstitution und chemischen Beschaffenheit eines Stoffes mit seinen biologischen Wirkungen führte mich zur Prüfung der alkoholartig betäubenden, chemisch indifferenten Narkotika - gerade jener Gruppe von Stoffen, deren Verhalten teilweise die Grundlage für die grundsätzlich 'chemische' Anschauung Schmiedebergs von der additiven Bedeutung der Atomgruppen bei der Arzneimittelwirkung gebildet hatte" (Meyer, 1923, S. 153).
Dabei erschien Meyer besonders der physikalische Erklärungsansatz von Bibra und Harless 1847 interessant, weil diese beiden Forscher von einem physikalischen Erklärungsmodell ausgingen und den Zell-Lipoiden die entscheidende Rolle beim Zustandekommen der Wirkung von Narkotika zusprachen.
"Eine dem (= Schmiedebergs "chemischer" Anschauung, d.Verf.)

ganz entgegengesetzte, nämlich "physikalische" Auffassung war in Beziehung auf die flüchtigen Anästhetika schon sehr bald nach ihrer therapeutischen Entdeckung 1847 durch v. Bibra und Harless aufgestellt worden" (Meyer, 1923, S. 153).

7.6. Lipoidtheorie

Die Lipoidtheorie wurde von Hans Horst Meyer (1853 - 1939) 1899 und 1901, von Fritz Baum (1872 - 1939) 1899 und von Charles Overton (1865 - 1933) unabhängig voneinander begründet (siehe Seite 121).
Die Theorie besagte, daß die Löslichkeit der lipophilen Narkotika in Fetten, also auch in den Gehirnfetten, der entscheidende Vorgang ist, der die Entstehung einer Narkose bestimmt.

Als erster veröffentlichte H.H. Meyer Überlegungen zu einem solchen Ansatz der Erklärung des Phänomens Narkose (Meyer, 1899).
Schmiedeberg hatte 1883 in seinem "Grundriß der Pharmakologie" die zahllosen Kohlenwasserstoffverbindungen, die narkotisch wirken, in eine "Chloroform- und Alkoholgruppe" eingeordnet. Meyer arbeitete 1899 daher mit dem Begriff der "Alkoholnarkose", der die typische Wirkung einer unbegrenzten Zahl meist aliphatischer, indifferenter, in ihrer Konstitution und Beschaffenheit sehr verschiedener Stoffe wie einfache und substituierte Kohlenwasserstoffe, Alkohole, Äther, Aldehyde, Ketone usw., umschrieb.

Meyer stellte fest, daß diese Gruppen nicht elektrisch dissoziiert vorlagen. Somit konnten die Narkotika in keine direkte, im engeren Sinne chemische Wechselwirkung mit der Ganglienzelle treten. Die Wirkung der Narkotika mußte also

eine indirekte, durch den Charakter der gesamten Verbindung bestimmte sein oder aber sekundär nach Spaltung des Moleküls entstehen. Dem widersprach, daß eine Reihe sehr stabiler Substanzen, wie z.B. die gesättigten Kohlenwasserstoffe, unverändert vom Körper ausgeschieden wurden.
Da ferner, abgesehen von vielen anderen Stoffen, auch das Stickoxidul (Lachgas) und das Kohlendioxid die typische "Alkoholwirkung" aufwiesen, konnte auch nicht die Kohlenwasserstoffgruppe, in der Schmiedeberg das wirksame Prinzip sah, als für die narkotische Wirkung ausschlaggebend betrachtet werden.

Aufgrund seiner Prüfung der verschiedensten Narkotika und Feststellung der Abhängigkeit ihrer Wirkung von dem Verhältnis der Lipid-Wasserlöslichkeit faßte Meyer seine Ergebnisse in folgenden drei Säzten zusammen:

"1. Alle chemisch zunächst indifferenten Stoffe, die für Fette und ähnliche Stoffe löslich sind, müssen auf lebendes Protoplasma, sofern sie darin sich verbreiten können, narcotisch wirken.

2. Die Wirkung wird an denjenigen Zellen am ersten und stärksten hervortreten müssen, in deren Bau jene fettähnlichen Stoffe vorwalten und wohl besonders wesentliche Träger der Zellfunktion sind: in erster Linie also an Nervenzellen.

3. Die verhältnismäßige Wirkungsstärke solcher Narcotica muss abhängig sein von ihrer mechanischen Affinität zu fettähnlichen Substanzen einerseits, zu den übrigen Körperbestandtheilen, d.i. hauptsächlich Wasser andererseits; mithin von den Theilungscoeffizienten, der ihre Vertheilung in einem Gemisch von Wasser und fettähnlichen Substanzen bestimmt" (Meyer, 1899).

Fritz Baum veröffentlichte anschließend an Meyers Artikel 1899 experimentelle Untersuchungen zum Lipid-Wasser-Verteilungskoeffizienten. Er wies nach, daß die Wirkungsstärke der alkoholartigen Narkotika von ihrem Verteilungskoeffizienten abhängig ist. Der Verteilungskoeffizient wurde bestimmt, indem eine bestimmte Substanz zwischen Olivenöl und Wasser ausgeschüttelt wurde (s. S. 126)
Overton bezog sich 1901 ausdrücklich auf das Lehrbuch "Die theoretische Chemie" von Walther Hermann Nernst (1864 - 1941). Nernst hatte die Verteilung eines Stoffes zwischen zwei nicht miteinander mischbaren Lösungsmitteln untersucht. Für Verbindungen, die in beiden Lösungsmitteln den gleichen Dissoziationsgrad haben, gilt ein Teilungskoeffizient

$$K = \frac{C_1}{C_2} \quad ;$$

liegt die Verbindung allerdings in unterschiedlichen Dissoziationsstufen vor, gilt

$$K = \frac{[C_1 \; (1 - \alpha)]^2}{C_2 - C_1 \; (1 - \alpha)} \quad ,$$

wobei α der Grad der elektrolytischen Dissoziation ist.
Diese Regel übertrug Overton auf die Zelle, indem er den Verteilungskoeffizienten einer narkotischen Substanz zwischen Zellwasser und den cholesterin-lecithinhaltigen Verbindungen der Zelle als Maß der Wirksamkeit einer Substanz setzte. Bestimmend war demnach allein das Löslichkeits-Verhältnis, nicht die absolute Löslichkeit des betreffenden Mittels in Lipoid (Öl) einerseits und Wasser andererseits. Overton unterteilte dabei die Narkotika in basische und indifferente. Die basischen oder salzartigen Verbindungen wirken, indem sie durch die Alkalien des Blutes (gleiche Annahme wie Liebreich, siehe unter "Chloralhydrat", Seite 22/23) oder eventuell des Darmes zerlegt und nur die basischen Bestandteile des Salzes wirksam werden:
"Während aber bei den <u>indifferenten</u> Körpern die Concentrationen einer gegebenen Verbindung, welche gerade hinreichen, um die verschiedenen Pflanzenzellen, Infusorien, Flimmerzellen etc. zu narcotisieren, nur wenig von einem Mittelwerth abweichen, ist dies bei den <u>basischen</u> Narcotica durchaus <u>nicht</u> der Fall;

die Concentrationen eines freien Alkaloids, welche zur vollständigen Narkose erforderlich sind, differieren vielmehr bei verschiedenen Pflanzenzellen unter sich, bei Protozoen, Flimmerepithelien etc. um ausserordentlich hohe Beträge, nicht selten z.B. um mehr als den zehnfachen Werth" (Overton, 1901, S. 11).

Der Wirkungsmechanismus beider Klassen von Verbindungen sei verschieden, doch es gäbe auch graduelle Übergänge. Overton gab an, daß er hauptsächlich die indifferenten Narkotika untersucht hatte.

Die Verbindungen modifizierten nun den physikalischen Zustand der cholesterin-lecithin-artigen Verbindungen der normalen Zellen. Das Protoplasma entspräche demnach einem vollgesogenen Schwamm (allerdings nicht im osmotischen Sinn). Besonders gelte das auch für die Schichten, die die Zelle nach außen abgrenzen. Das bedinge die osmotischen Eigenschaften der Zelle. Die Resorbierbarkeit einer Verbindung sei daher abhängig von ihrer relativen Löslichkeit in Öl-/Wasser-Gemisch. Da die Zusammensetzung der Gehirnlipoide noch nicht geklärt war und die Löslichkeit in Olivenöl für Overton ein ausreichend genaues Modell war, bestimmte er die Verteilungskoeffizienten der Narkotika mit Olivenöl-/Wasser-Gemischen. Zur Prüfung der indifferenten Narkotika löste er das Narkotikum in einem großen Volumen Wasser, in das er Kaulquappen, Fische, Crustaceen, Bryozoen, Würmer etc. hineinsetzte. Durch das große Volumen erreichte er, daß die Konzentrationen des Imbibitionswassers durch die Aufnahme durch die Tiere in vernachlässigbarer Weise verändert wurde. Nach kurzer Zeit stellte sich also die Blutplasmakonzentration auf eine konstante Größe ein, die der Lösungskonzentration entsprach. So konnte er ziemlich genau die jeweils einwirkende Konzentration des Narkotikums im Organismus bestimmen.

Aufgrund dieser Versuche kam er zu dem Ergebnis, daß in homologen Reihen, bis zu einer gewissen Länge, die narkotische Wirksamkeit eines Stoffes der Länge der Kohlenstoffkette proportional ist. Unter Isomeren, z.B. Alkoholen, ist jenes das stärkste Narkotikum, dessen Kohlenstoffkette am wenigsten verzweigt ist oder anders: dessen Molekül am meisten von der Kugelgestalt entfernt ist (Benzol < Naphtalin < Phenanthren).

Wenn in einem Molekül ein H-Atom oder Halogenatom durch eine Hydroxylgruppe ersetzt wird, so sinkt die narkotische Kraft. Bei zwei oder mehr Hydroxylgruppen ist dieser Effekt noch ausgeprägter. Dagegen wird durch die Substitution einer Methyl- oder Äthylgruppe die narkotische Kraft gesteigert bzw. erst offenbar. Bei den Halogenen nimmt die Wirksamkeit mit der Substitution eines Chlor- durch ein Bromatom bzw. eines Brom- durch ein Jodatom zu.
Insgesamt gelte aber, daß 1. die narkotische Kraft einer Verbindung in Abhängigkeit zum Verteilungskoeffizienten Wasser/ Lecithin-Cholesterin steht und 2. daß eine Verbindung nur dann ein Narkotikum ist, wenn die absolute Löslichkeit in Lecithin-Cholesterin nicht unter ein Minimum sinkt.

Overton selbst sah darin noch keine vollständige Theorie der Narkose, sondern nur einen Ausgangspunkt für die Erklärung der Hauptwirkung. Die Funktion der Narkotika in der Zellphysiologie, insbesondere in bezug auf die Proteine, bedurfte nach seiner Ansicht einer weiteren Klärung.

1912 unterstützte Hermann Fühner (1871 - 1944) mit seinen Beobachtungen die Lipoidtheorie (Fühner, 1912).
"In der homologen Methylalkoholreihe nimmt die Kapillaraktivität der einzelnen Glieder nach J. Traube zu im Verhältnis $1:3:3^2$ ... Da auch der pharmakologische Wirkungsgrad derselben Alkohole, bestimmt an Pflanzenzellen, Blutkörperchen, Seeigeleiern, Kaulquappen , in gleichem Maße zunimmt, so scheint in diesen Fällen die Wirkung unabhängig von etwa vorhandenen Lipoiden der Zellen zu sein. Abweichend von den Beobachtungen an diesen Objekten konnte in neuen Versuchen über n a r k o t i s c h e Wirkung genannter Alkohole an zahlreichen W a s s e r t i e r e n festgestellt werden, daß dieselbe bei den verschiedenen Tierarten bis herauf zum Verhältnis $1:4:4^2$ ... und darüber (entsteht).

Diese Beobachtung einer mit der Entwicklungshöhe zunehmenden Empfindlichkeit der Wassertiere gegenüber höheren Alkoholen (Heptylalkohol) bei gleichbleibender Empfindlichkeit gegenüber dem Äthylalkohol läßt sich verstehen, wenn man annimmt, daß ihr ein zunehmender Lipoidgehalt des Zentralnervensystems der Tiere parallel geht. Läßt sich auf chemisch-analytischem Wege eine derartige Zunahme meist steigender Entwicklungshöhe der geprüften Wassertiere feststellen, so bilden die gemachten Beobachtungen eine S t ü t z e f ü r d i e M e y e r - O v e r t o n s c h e T h e o r i e d e r N a r k o s e " (Fühner, 1912, S. 494).

Die Lipoidtheorie ist eine wichtige Theorie, nicht so sehr für die Erklärung einer Narkose, denn das vermag sie nicht zu leisten, als vielmehr für die Frage der Resorption und Verteilung einer Substanz im Körper. Auch heute noch bestimmt man den Verteilungskoeffizienten einer Substanz zwischen Wasser und lipiden Flüssigkeiten (z.B. unpolare Kohlenwasserstoffe wie Heptan, Oktanol (Alkohol) und Amylacetat (Ester)).Es wird aber nur die Verteilung einer Substanz in den Membranlipiden modellhaft bestimmt (vgl. Forth/Henschler/Rummel, 1977, S. 20-23).

Overtons Modellvorstellungen waren auch bereits sehr differenziert, stellte er sich doch z.B. eine lipoide Zellbegrenzung vor, die das Eindringen von lipophilen Substanzen erleichterte.
"Many criticism are obvious. The generalization is best for members of a homologous series. Solubilities in water and olive oil are not at all comparable to biological systems in which the lipids vary greatly in composition and where the water is probably aggregated by forces not present in the simple oil-water mixture, such as proteins, primarily. Many compounds having greater affinities for olive oil than for water are not anesthetics. Therefore, although such con-

siderations may play an important role in determining how compounds are distributed in the body, little insight is gained from them about specific molecular mechanismus" (Featherstone, 1972, S. 359).

7.7. Erstickungstheorie

Gemäß dieser Theorie wird der Mechanismus der Narkose dadurch erklärt, daß es zu einer Hemmung der Oxydationsvorgänge, also zu einem Sauerstoffmangel in der Zelle durch die Einwirkung der Narkotika kommt. Die erstickende Zelle wird gelähmt, somit werden auch alle Stoffwechselvorgänge und spezifischen Lebensäußerungen gehemmt. Das hat zur Folge, daß die Zelle weder erregt werden noch Erregungen weiterleiten kann.

In diesem Modell taucht auch der Gedanke auf, daß Narkose und Schlaf keine identischen Zustände von Bewußtlosigkeit sind. Im Schlaf findet durch Oxydation eine Erholung ermüdeter Zellen statt, während die durch das Narkotikum gelähmten Zellen gerade an dieser Form der Erholung gehindert werden. Dabei werden die sich in der Zelle abspielenden Oxydationsvorgänge gehemmt und nicht der Sauerstofftransport in die Zelle.

Diese Vorstellungen legte Max Verworn (1863 - 1921) in seiner Monographie "Die Narkose", die 1912 erschien, einer Theorie der Narkose zugrunde. Als experimentelle Stütze dienten ihm seine eigenen Ergebnisse und die Untersuchungen von Winterstein (1910), Fröhlich (1904), Nagai (1905), Heaton (1910) und Ishikawa (1912) (M. Kochmann, 1923, S. 50).
"Der Faktor, der den charakteristischen Symptomkomplex der Narkose bedingt, ist die Unterdrückung der Fähigkeit, Oxydationen auszuführen" (S. 18, im Text gesperrt gedruckt).

Der Angriffspunkt für ein Narkotikum in der Zelle ist der Mechanismus der Sauerstoffübertragung. Dabei hielt Verworn es für möglich, daß diese von den Narkotika gehemmten Sauerstoffüberträger Lipoidcharakter hätten. Damit bezog er sich auf die inzwischen bekannten Ergebnisse Overtons 1901 und Meyers 1899.

Als Versuchsmaterial dienten durch Strychninvergiftung sensibilisiertes Froschrückenmark und Froschnerven. Diesen wurde Sauerstoff entzogen, und daraufhin wurden sie narkotisiert. Während der Narkose wurden sie mit arterialisiertem Rinderblut umspült und kurz vor Aufhebung der Narkose wieder einem sauerstoffreien Medium ausgesetzt.

Diese Versuche führte Hans Winterstein (1879 - 1963) in Göttingen für Max Verworn aus. Er arbeitete mit verschiedenen Narkotika, vor allem mit Äther, Alkohol, Chloroform und Kohlensäure (Verworn, 1912).
Nach Verworns Erläuterung der Versuchsergebnisse war während der Narkose trotz reichlich angebotenen Sauerstoffs keine Erholung eingetreten. Wurde aber das Gewebe nach dem Versuch mit sauerstoffgesättigtem Ochsenblut umspült, so setzte innerhalb weniger Minuten eine vollständige Erholung ein.

Allerdings wurden auch widersprüchliche Ergebnisse gefunden. So von Otto Heinrich Warburg (1883 - 1970), der für Phenylurethan nachwies, daß es die Oxydationsvorgänge nur wenig beeinflußt; zu dem gleichen Ergebnis kamen Loeb und Wasteney in Versuchen mit Chloralhydrat, Äthylurethan und Alkohol sowie Bela Issekutz mit Äthylurethan und Alkohol. Hans Winterstein konnte sogar feststellen, daß Äthylalkohol eine leichte Steigerung des Sauerstoffbedarfs bewirkte (vgl. M. Kochmann, 1923, S. 450/451).

Diese unterschiedlichen Einzelbeobachtungen, die dieser Theorie zugrunde liegen, sind zum einen mit sehr groben physiologischen Versuchen erarbeitet worden, zum anderen können die Ergebnisse nur in Abhängigkeit von dem verwendeten Gewebe und vor allem auch der angewandten narkotischen Verbindung Gültigkeit besitzen. Überdies erbringen sie keine schlüssigen Angaben über den molekularen Mechanismus in der Zelle, der der Narkose zugrunde liegen soll.

"The mechanisms are notelucidated and whether overall cellular oxidation is depressed depends on the system studied. These systems, as they have been studied, can only lead to recognition that the effect may be recognized at the polymolecular level if one looks there" (Featherstone, 1972, S. 358).

7.8. Haftdrucktheorie

1913 bis 1915 veröffentlichte Isidor Traube (1860 - 1943) neue Überlegungen zur Entstehung der Narkose. Dabei ging er von der Beobachtung aus, daß Narkotika die Oberflächenspannung einer Lösung vermindern. Die an der Oberfläche eines Stoffes befindlichen Teile stehen unter einem steten zum Inneren eines Stoffes gerichteten Zug. Es gelten für Oberflächenteilchen somit andere Kräfte als im Inneren der Substanz.
Nach dem Gibbs-Thomson-Prinzip gilt für einen wasserlöslichen Stoff, der die Oberflächenspannung vermindert, daß sein Haftdruck damit relativ gering und sein Bestreben, an die Oberfläche zu gehen, relativ groß ist. Übertragen auf Vorgänge in der Zelle hieß dies, wie Traube annahm, daß sich derartige Stoffe vorzüglich in Wandungen und Grenzflächen ansammelten. Die Narkotika übten durch ihre Oberflächenaktivität auch eine verändernde Wirkung in physikalischer Hinsicht auf die Zellkolloide im Protoplasma aus. Dadurch würden chemische

Zellvorgänge gehemmt und narkotische Erscheinungen hervorgerufen.
"Die physikalischen Änderungen der Zellkolloide - aber keineswegs nur der Lipoide - sind in der Tat eines der wesentlichsten Momente für die Verlangsamung der chemischen Zellvorgänge und damit auch der narkotischen und sonstigen Vergiftungserscheinungen. Verursacht werden jene physikalischen Änderungen durch die herabsetzende Wirkung, welche die Narkotika auf die Oberflächenspannung und den Binnendruck des Zellinhaltes ausüben" (I. Traube, 1913, S. 302, im Text gesperrt gedruckt).

In den Grenzflächen und Wandungen der Zellen angereichert, hemmten nun die Narkotika elektrische Kontaktpotentiale und die Erregungsübertragung.
Traube betrachtete diese Vorstellungen nicht als eine vollständige Theorie der Narkose. Vielmehr meinte er, daß die Erkenntnisse der Erstickungstheorie ebenso wie die Semikoagulationstheorie zur Erklärung eines narkotischen Zustandes herangezogen werden sollten. Auf molekularer Basis stellte sich Traube also eine Semikoagulation der Proteine der Zelle vor, die den Sauerstoffwechsel hemmte, auf der physikalischen Ebene - das heißt den Transport durch die Zelle und das Erreichen des Wirkungsortes - erklärte er die narkotischen Wirkungen mit der Haftdrucktheorie.

Heute muß diese Theorie als nicht zutreffend bezeichnet werden. Traube hatte von theoretischen Überlegungen und Ergebnissen aufgrund von "in vitro"-Versuchen auf "in vivo"-Verhältnisse geschlossen. Den Lipoiden wies er eine sekundäre Rolle beim Zustandekommen einer pharmakologischen Wirkung zu. Traubes Vermutung hingegen, daß die Lipophilie der Narkotika nicht den Mechanismus der Narkose erklären kann, sondern daß dieser eher auf molekularer Ebene zu suchen ist,

hat sich in neuerer Zeit bestätigt, wie folgendes Zitat belegt:
"Another general theory which has had continuing reemphasis since it was first proposed by TRAUBE is the contention that potency of narcotic effects correlates well with the degree of lowering of surface tension at an air-water interface. Because many compounds so affecting surfaces tension are not anesthetic, and because such interfaces are not involved in in vivo situations associated with anesthesia, this type of consideration, ancient or modern, can be dimissed as being of no importance in the search for molecular level explanations" (Featherstone, 1972, S. 358).

7.9. Permeabilitätstheorie

Hans Winterstein (1879 - 1963) versuchte, die narkotische Wirkung mit den sich an den Zellmembranen abspielenden elektrophysiologischen Vorgängen in Verbindung zu bringen und erarbeitete so die Permeabilitätstheorie der Narkose. Dabei stützte er sich auf die Ergebnisse von R. Höber und R.S. Lillie (Winterstein, 1916, 1919):

"Lillie geht aus von einer Membrantheorie, welche die an den ruhenden Geweben nachweisbaren elektromotorischen Kräfte als die Folgen einer durch die ungleiche Innenpermeabilität der Plasmahaut bedingten Polarisation derselben auffaßt und dementsprechend die mit der Erregung einhergehenden Änderungen des elektrischen Potentials als Folgen einer Änderung dieser Permeabilität deutet. Diese Auffassung findet eine feste Stütze in dem N e r n s t schen Erregungsgesetz, das uns den Ausgangspunkt des Erregungsvorganges in einer Änderung der Ionenkonzentration suchen läßt, für deren Zustandekommen wohl nur an den Zellgrenzflächen Bedingungen gegeben sind" (H.Winterstein, 1916, S. 75/76).

Allerdings herrschte noch Unklarheit über die Art der Veränderungen an den Zellgrenzflächen, die von den Narkotika bewirkt wurden. Dazu gab es bereits eine Reihe von einander widersprechenden Versuchen. Einige Autoren sahen die Ursache der veränderten Erregungszustände in einer Permeabilitätssteigerung, für andere schienen die Experimente auf eine Permeabilitätsminderung hinzudeuten.
Winterstein experimentierte mit Muskelmembranen, mit denen er Glaszylinder von ca. 2 cm^3 Inhalt bespannte. Er füllte die Zylinder mit 0,7 %iger NaCl-Lösung und mit Kochsalz/Narkotikum-Gemischen, stellte dann die Zylinder in eine hypotone Lösung, in der die gleiche Menge Narkotikum gelöst war und wog anschließend die Gesamtzylinder und die Muskelmembranen. Winterstein machte keine genauen Angaben über die Zahl der ausgeführten Versuche, es müssen aber nach dem Text mindestens 72 gewesen sein. Dabei beobachtete Winterstein, daß "die Adsorption der Narcotica an die Zellkolloide ... eine reversible Verminderung der Durchgängigkeit der Zellgrenzflächen für Wasser und wasserlösliche Bestandteile (bewirkt), wodurch eine Herabsetzung bzw. Aufhebung der an die normalen Permeabilitätsverhältnisse geknüpften Erregbarkeit bedingt wird (reversible Narkose); in höheren Konzentrationen tritt als sekundäre Folge eine irreversible Permeabilitätssteigerung ein, die wahrscheinlich auf der Verminderung des Dispersitätsgrades der Zellkolloide beruht (irreversible toxische Übernarkotisierung)" (Winterstein, 1916, S. 99, im Text gesperrt gedruckt).

In seiner Monographie "Die Narkose in ihrer Bedeutung für die allgemeine Physiologie", Berlin 1919, verband Winterstein seine Vorstellungen mit einigen der bereits genannten Theorien. Winterstein hielt die Ergebnisse und Schlußfolgerungen Traubes (siehe Haftdrucktheorie, S. 130-132) auch für seine Vorstellungen für grundlegend. Er machte die Oberflächenaktivität der Narkotika für das leichte Eindringen und die Adsorbierbarkeit an Zellbestandteilen verantwortlich. Wie er vermutete, bilden die narkotisch wirksamen Substanzen um die Mikronen der Zellkolloide eine Hülle und verdrängen andere Stoffe. So nehmen sie einen tiefgreifenden Einfluß auf den gesamten Stoffwechsel, besonders auf enzymatische Vorgänge, der Zelle. Dadurch werden auch Warburgs Versuche erklärt, der eine Hemmung der Enzymaktivität beobachtet hatte. Dieses geschieht umso stärker, je höher entwickelt ein Gewebe ist. Winterstein nennt diesen Zusammenhang "Strukturwirkungsgesetz". Mit Hilfe dieses Gesetzes ließ sich auch die besondere Wirksamkeit der Narkotika auf das hochentwickelte ZNS verstehen. Die Annahme jedoch, daß die Narkose einem Erstickungszustand der Zelle gleicht, hielt Winterstein für falsch. Zwar schienen die Zustände analog zu sein, aber der verminderte Sauerstoffbedarf erklärt sich aus dem insgesamt herabgedrückten Zellstoffwechsel.

Die Theorien von Overton (1901) und Meyer (1899, 1901), die den Lipoiden der Zelle eine besondere Rolle zuwiesen, lehnte Winterstein als unbegründet ab. Der Wirkungsmechanismus der Narkose beruht demnach auf:
" ... ihre(r) leichte(n) Adsorbierbarkeit an die lebenden Strukturbestandteile der lebenden Systeme" (Winterstein, 1919, S. 276-278, im Text gesperrt gedruckt).

Auch diese Theorie hält neueren Ergebnissen nicht stand. "Indeed, a review of literature concerned with the measurement of cell permeability to natural and anesthetic compounds in the presence of an anesthetic or narcotic agent led DE BON and MUEHLBACHER (1963) to conclude that anesthetics may or may not change permeability, and that when a change occurs, there may be increased or decreased permeability, depending on species, cell types, and compound" (Featherstone, 1972, S. 357).

7.10. Heutiger Standpunkt

Es existiert keine geschlossene "Theorie der Narkose" aus neuerer Zeit, nicht weil auf dem Gebiet nicht geforscht würde, sondern weil inzwischen klar geworden ist, daß die der Narkose zugrunde liegenden Mechanismen viel zu komplex und unaufgeklärt sind, als daß eine solche Theorie aufgestellt werden könnte.

Mit Hilfe der Röntgenstrahlen-Diffraktion konnte bisher die Bindungsstelle für das narkotisch wirkende Gas Xenon, das als chemisch inertes Produkt besonders wichtig ist für viele Untersuchungen, sowie für Cyclopropan, im Myoglobin und Hämoglobin-Molekül festgestellt werden (Schoenborn, 1965).
Für die Bindungen werden London-van-der-Waals-Kräfte verantwortlich gemacht (Featherstone, 1968).
"However, there are no brain proteins whose atom-to-atom three dimensional structures are known. If one assumes that an interaction between the anesthetic agent xenon or cyclopropane, and protein, whose structures are known, may be similiar to such interactions with brain proteins, the pertinence of such studies, while not absolutely clear is evident" (Featherstone, 1972, S. 360).

Zur Erklärung des Wirkungsmechanismus stellt man sich vor, daß sich Narkotika in die Membranstrukturen von Neuronen einlagern und dort mit den Proteinen in Wechselwirkung treten (vgl. Forth/Henschler/Rummel, 1977, S. 381).
Andere Untersuchungen von Pauling (1961) und Miller (1961), die damit in Einklang gebracht werden können, ergaben, daß Narkotika in neuronalen Strukturen Klathrate bilden und darüber das bioelektrische Verhalten ändern.
"Unter Klathraten versteht man in der anorganischen Chemie Einschlußverbindungen; Xenon bildet z.B. unter hohem Druck

und bei tiefen Temperaturen ein Klathrat, das folgendermaßen formuliert werden kann: Xe - $(H_2O)_{13}$. Derartige Verbindungen können sich unter physiologischen Bedingungen selbstverständlich nicht bilden. Mit dem Bild der Klathrate soll nur soviel angedeutet werden, daß in biologischen Membranen in der dreidimensionalen Struktur der Proteine die Möglichkeit einer Strukturveränderung durch Wechselwirkung zwischen Narkotikum, Bindungsstellen von Proteinen und strukturell gebundenen Wassermolekülen besteht" (Forth, Henschler/Rummel, 1975, S. 382).

Aber auch sterische Verhältnisse können, besonders bei den nicht gas- oder dampfförmigen Narkotika, wie z.B. bei den komplizierten Molekülen der Barbiturate, eine Rolle spielen. " (-) N-Methyl-5-phenyl-5-propylbarbiturat wirkt narkotisch, während das (+)-Enantiomer derselben Verbindung konvulsiv wirksam ist" (Forth/Henschler/Rummel, 1975, S. 382).

Alle diese Ergebnisse deuten darauf hin, daß die Narkose nicht durch eine chemische Veränderung in den Zellen ausgelöst wird, sondern daß ihr physikalische Veränderungen der Zellmembranen zugrunde liegen. Allerdings reichen die Erkenntnisse nicht aus, endgültig das Problem des Wirkungsmechanismus der Narkotika, wenn es überhaupt für alle narkotisch wirkenden Stoffe einen übereinstimmenden Mechanismus gibt, zu klären.
"The explanation of the mechanism of anesthesia - at any level - is one of the truly fundamental and foremost problems facing pharmacologist today" (Featherstone, 1972, S.362).

8. Zusammenfassung

Mit Chloralhydrat führte 1869 Oscar Liebreich das erste synthetische Schlafmittel in die Medizin ein. In den nächsten vierzig Jahren wurden sechs weitere hypnotisch wirksame Substanzgruppen gefunden, nämlich Aldehydpolymere (Paraldehyd, 1882), Carbaminsäureester (Urethan ®, 1886), Tertiäre Alkohole (Amylenhydrat, 1887), Disulfone (Sulfonal®, 1888), Barbiturate (Veronal®, 1903) und Monoureide (Bromural®, 1907).

Die Schlafmittelforschung hat, wie sich zeigen ließ, auf der Suche nach neuen Substanzgruppen und bei der Synthese neuer Derivate bereits bekannter Hypnotika wichtige Erkenntnisse über die Beziehungen zwischen chemischer Struktur und physiologischer Wirkung beitragen können.
Unter der Vielzahl von Theorien haben besonders zwei Ansätze größere Bedeutung erlangt:

1. Die Gruppe der sogenannten "chemisch"-additiven Theorien, in denen, ausgehend von Oswald Schmiedeberg, einzelnen Molekülgruppen bestimmte physiologische Wirkungen zugeschrieben wurden. Hierzu gehören vor allem die Arbeiten von Eugen Baumann und Alfred Kast über die hypnotische Wirkungsverstärkung durch Äthylgruppen (1889), von E. Schultze und G. Fuchs über die Bedeutung des Broms zur antiepileptischen Wirkungsverstärkung und von Emil Fischer und Joseph v. Mering zur Bedeutung des tertiären oder quaternären Kohlenstoffatoms als zentrale Molekülstruktur eines Hypnotikums (1903).

2. Die zweite Gruppe der "physikalischen" Narkosetheorien. Im Rahmen dieser Theorien wurde die Wirkung einer Substanz aufgrund der Struktur des gesamten Moleküls und seiner unterschiedlichen Affinitäten zu bestimmten Geweben und Zellstrukturen erklärt. Zu den wichtigsten

Theorien dieser Gruppen zählen die Lipoidtheorien von H.H. Meyer (1899), Fritz Baum (1899) und Ernst Overton (1901), ausgehend von den Arbeiten von Ernst von Bibra und Emil Harless (1847).
Aufgrund dieser theoretischen Vorstellungen wurde die Bedeutung der Lipophilie für hypnotisch wirksame Substanzen entdeckt und eine wesentliche Grundlage für die Erkenntnis pharmakodynamischer Prozesse geschaffen.

Die klinisch-pharmakologische Prüfung der Schlafmittel basierte sowohl auf Tierversuchen als auch auf klinischen Testreihen.

Die Tierversuche spiegeln den Stand der Methoden der experimentellen Pharmakologie in der zweiten Hälfte des 19. Jahrhunderts wider. Meist wurden wenige, noch nicht systematisierte Tierversuche vorgenommen, bevor ein Schlafmittel klinisch geprüft wurde.

Die klinische Prüfung der Schlafmittel fand vorzugsweise in psychiatrischen Kliniken statt. Sie steht in engem Zusammenhang mit der wachsenden Bedeutung der Schlafmittel. Im 19. Jahrhundert hatte ein Wandel der Therapie psychisch kranker Menschen stattgefunden. In den Lehrbüchern der Psychiatrie der zweiten Hälfte des 19. Jahrhunderts wird immer wieder darauf hingewiesen, daß psychische Erkrankungen heilbar seien, eine Erkenntnis, die erst mit Philippe Pinel, Johann Christian Reil und John Conolly Anfang des Jahrhunderts langsam Eingang in die Medizin gefunden hatte.
Die Psychiater brauchten aber die Hypnotika für eine "rationelle Therapie" (Krafft-Ebing, 1878).

Das Interesse an der Erforschung neuer synthetischer Schlafmittel förderten daher verschiedene Beweggründe bzw. Bedürfnisse: Zum einen wurden die Hypnotika in der therapeutischen Praxis dringend gebraucht, zum anderen lieferten die Untersuchungen dieser Substanzen wichtige Erkenntnisse über Struktur-Wirkungsbeziehungen sowie zur Analyse der Wirkungsbedingungen.

9. Literaturverzeichnis

Ackerknecht, Erwin H.: Geschichte der Medizin, 4. Auflage, Stuttgart 1979

Ackerknecht, Erwin H.: Therapie von den Primitiven bis zum 20. Jahrhundert. Mit Anhang: Geschichte der Diät, Stuttgart 1970

Albertoni, Pietro: Sul potere ipnotico della paraldeide. Rivista di chemica, medica e farmacia I (1883), 44; 86

Albertoni, Pietro: Untersuchungen über die Wirkung einiger Arzneimittel auf die Erregbarkeit des Großhirns nebst Beiträgen zur Therapie der Epilepsie. Archiv für experimentelle Pathologie und Pharmakologie 15 (1882) 248-288

Amburger, Gustav: Zur Kritik der schlafmachenden Wirkung des Bromkaliums. Med.Diss., Dorpat, 1872

Ariens, E.J.; Simonis, A.M.: A molecular basis of drug action. Journal of pharmacy and pharmacology 16 (1964) 137-157

Artelt, Walter: Einführung in die Medizinhistorik Stuttgart 1949

Arzneimittelprüfung am Menschen, Die Voraussetzung einer sicheren Therapie. Hrsg.: Medizinisch-Pharmazeutische Studiengesellschaft, Frankfurt a.M. 1976

Bachem, C.: Das Verhalten des Veronals (Veronalnatriums) im Tierkörper bei einmaliger und bei chronischer Verabreichung. Archiv für experimentelle Pathologie und Pharmakologie 63 (1910) 228-241

Baeyer, A.v.: Untersuchungen über die Harnsäuregruppe. Justus Liebigs Annalen der Chemie 127 (1863) 199-236

Baeyer, W.v.: Zur klinischen Erprobung der Psychopharmaka, in:
Achelis, J.D., Ditfurt, H.v.:
Anthropologische und naturwissenschaftliche Grundlagen der Pharmako-Psychiatrie
Stuttgart 1963

Balard, Antoine Jerôme: Mémoires sur une substance particulière contenue dans l'eau de la mer.
Annales de chimie et de physique 32 (1826) 337-382

Balewski, Minko: Die hypnotische Wirkung des Metachlorals.
Med. Diss. Halle 1902

Baum, Fritz: Zur Theorie der Alkoholnarkose.
Zweite Mittheilung. Ein physikalisch-chemischer Beitrag zur Theorie der Narcotica.
Archiv für experimentelle Pathologie und Pharmakologie 42 (1899) 119-137

Baumann, E.: Ueber Disulfone.
Berichte der deutschen Chemischen Gesellschaft 19 (1886) 2806-2814

Baumann, E.: Ueber Verbindungen der Aldehyde, Ketone und Ketonsäuren mit den Mercaptanen.
Berichte der deutschen Chemischen Gesellschaft 43 (1885) 883-892

Baumann, E.; Kast, A.: Ueber die Beziehungen zwischen chemischer Constitution und physiologischer Wirkung bei einigen Sulfonen.
Zeitschrift für physiologische Chemie 14 (1889-1890) 52-74

Baust, Walter: Physiologie und Pathophysiologie des Schlafes und physiologische Korrelate des Traumes, in:
Bürger-Prinz, A., Fischer, P.A. (Hrsg.):
Schlaf, Schlafverhalten, Schlafstörungen, Stuttgart, 1967, S. 1-20

Baust, Walter: Die Phänomenologie des Schlafes, in:
Baust, Walter (Hrsg.): Ermüdung, Schlaf und Traum, Stuttgart, 1970, S. 92-134

Bardet: Valeur thérapeutique de l'hypnal ou trichloracétyldimethyl-phényl-pyrazolone.
Bulletins et mémoires de la Société de therapeutique 17 (1890) 43-46

Baruk, H.: Die Gesellschaft Moreau de Tours und die Psychopharmakologie.
Medizinische Klinik, 65 (1970) 1803-1805

Beckmann, K.: Über Änderungen in der Atmungsregulation durch psychische und pharmakologische Einflüsse.
Deutsches Archiv für klinische Medizin 117 (1915) 419-437

Bedford-Brown: American Journal of medical Science, October 1860, 339
cit: Bernard, Claude: Leçons sur les anesthésiques, S. 116

Behrend, Henry: Wirkung des Bromkaliums als schlafmachendes Mittel, Lancet 1 (1864), 607-608
ref.: Naumann, O.: Jahrbücher der in- und ausländischen gesammten Medizin 124 (1864) 20

Behrend, Henry: On the action of bromide of potassium in inducing sleep.
Lancet 1 (1864) 607

Beilstein: Handbuch der organischen Chemie, 4. Auflage, Bd. 1, Berlin 1918

Beneke, F.E.: Aphorismen über das Verhältnis zwischen Wachen und Schlaf.
Litterarische Annalen der gesammten Heilkunde 20 (1831) 271-294

Berger, F.M.: The significance of laboratory studies in the evaluation and discovery of psychoactive agents in man.
Diseases of the nervours system 30 (1969) Suppl. 5410

Bernard, Claude: Leçons sur les anesthésiques et sur l'asphyxie, Paris 1875

Bibra, Ernst v.; Harless, Emil: Die Wirkungen des Schwefeläthers in chemischer und physiologischer Beziehung. Erlangen 1847

Bigelow, Samuel Lawrence: Katalytische Wirkungen auf die Geschwindigkeit der Oxydation des Natriumsulfats durch den Sauerstoff der Luft. Zeitschrift für physikalische Chemie, Stöchiometrie und Verwandtschaftslehre 26 (1898) 493-532

Billard, G., Dieulafé, L.: La toxicité des alcools, fonction de leur tension superficielle. Comptes rendus de la Societé de Biologie 56 (1904) 452-453

Binz, Carl: Zur Wirkungsweise schlafmachender Stoffe. Archiv für experimentelle Pathologie und Pharmakologie 6 (1877) 310-317

Binz, Carl: Grundzüge der Arzneimittellehre. Ein klinisches Lehrbuch. Berlin 1866

Binz, Carl: Grundzüge der Arzneimittellehre. Ein klinisches Lehrbuch. 12. bearbeitete Auflage, Berlin 1894

Bischoff, C.: Chloral und Urethan. Berichte der deutschen Chemischen Gesellschaft 7 (1874) 631-632

Blake, James: On the physiological action of medicins. British Association Reports 1846, London 1846

Blake, James: Report on the physiological action of medicine, in: Reports of the British Association 1843, 13 (1844) 115-119; 1845, 15 (1846) 82-86; 1846, 16 (1847) 27-31.

Blum, Erich: Die Bekämpfung epileptischer Anfälle und ihrer Folgeerscheinungen mit Prominal. Deutsche Medizinische Wochenschrift 58 (1932) 696-698

Bock, Harald: Zur Pharmakologie ungesättigter Alkohole. Med. Diss., Breslau, 1930

Bockmühl, M.; Schaumann, O.: Novonal, ein neues Schlafmittel.
Deutsche Medizinische Wochenschrift 54 (1928) 270-271

Böhme, H.; Hartke, K.: Europäisches Arzneibuch, Band I, II, Kommentar, Stuttgart 1974/75/78

Brause, Gerlind v.: Pflanzliche Heilmittel bei Nerven- und Geisteskrankheiten.
Eine pharmakohistorische Betrachtung.
Med. Diss., Bonn 1951

Broeren, Wilhelm: Experimentalpsychologie und psychiatrische Pharmakotherapie, in:
Habil.-Schrift;Annales Universities Saravienisis, Bd. 19 Fasc. 1, 1972

Brunton, Lauder T.: Handbuch der allgemeinen Pharmakologie und Therapie.
Übersetzt nach der 3. engl. Ausgabe von Joseph Zechmeister, Leipzig 1893

Brunton, Lauder T.: A Textbook of Pharmacology, Therapeutics and Materia Medica, London 1885

Buchheim, Rudolf: Die Heilmittellehre und die organische Chemie. Archiv für experimentelle Pathologie und Pharmakologie 56 (1872) 1-14

Buchheim, Rudolf: Lehrbuch der Arzneimittellehre, 3. Auflage, Leipzig 1878

Bürgi, Emil: Fluor, Chlor, Brom und Jod, in:
Handbuch der experimentellen Pharmakologie, Hrsg.: Heffter, A. und Heubner, W.
Bd. III/1, Berlin 1927, S. 300-320

Bunsen, Robert Wilhelm: Untersuchungen über die Kakodylsäure (1837-1843).
In:
Ostwalds Klassiker,Bd. 27, Leipzig 1891

Burchardt, J.M.: Opiumtherapie und moderne Psychopharmaka. Arzneimittelforschung 17 (1967) 557-561

Buschan, G.: Über Medizinzauber und Heilkunst im Leben der Völker. Berlin 1941

Butler, Thomas C.: The introduction of Chloral Hydrate into Medical Practice. Bulletin of the History of Medicine 44 (1970) 168-172

Butler, Thomas C.: The metabolic fate of chloral hydrate. Journal of pharmacology and experimental therapeutics 49 (1948) 92

Butzengeiger, O.: Klinische Erfahrungen mit Avertin (E 107). Deutsche Medizinische Wochenschrift 53 (1927) 712-713

Bynum, William F.: Chemical Structure and pharmacological action: a chapter in the history of 19th century molecular pharmacology. Bulletin of the History of Medicine 44 (1970) 518-538

Caldwell, Anne E.: The history of psychopharmacology, its relations to anaesthesiology. Diseases of the nervous system 28 (1967) 816-820

Carter, Mary Kathleen: The history of barbituric acid. Journal of chemical education 28 (1951) 524-526

Castiglioni, Arturo: A History of Medicine. 2. Edition, New York 1958

Cervello, Vinzenzo: Sull' azione fisiologica della paraldeide e contributo allo studio del cloralio idrato. Archivio per le scienze mediche 6 (1883) 177-207

Cervello, Vinzenzo: Ueber die physiologische Wirkung des Paraldehyds und Beiträge zu den Studien über das Chloralhydrat. Archiv für experimentelle Pathologie und Pharmakologie 16 (1883) 265-290

Cervello, Vinzenzo: Recherches cliniques et physiologiques sur le paraléhyde.
Archives italiennes de biologie 6 (1884) 113-134

Clark, A.J.: General Pharmacology, in:
Heffter, A., Heubner, E. (Hrsg.):
Handbuch der experimentellen Pharmakologie
Bd. IV, Berlin 1937, 228 S.

Conrad, M.; Guthzeit, M.: Ueber Barbitursäurederivate.
Berichte der deutschen Chemischen Gesellschaft
15 (1882) 2844-2850

Cramer, August: Ueber die Wirkung des Sulfonals bei Geisteskranken.
Münchener Medizinische Wochenschrift 35 (1888) 395-398

Dauber, Karl: Ueber die Wirkungsweise des Somnals.
Inaug. Diss., Würzburg 1890

Davison, Armstrong H.: The evolution of Anaesthesia
Altrincham 1965

Demole, V.: Zur Pharmakologie des Allylisopropylacetamids.
Deutsche Medizinische Wochenschrift 54 (1928) 1166

Deutsches Arzneibuch, 5. Ausgabe, Berlin 1910

Deutsches Arzneibuch, 6. Ausgabe, Berlin 1926

Deutsches Arzneibuch, 7. Ausgabe, Stuttgart, Frankfurt 1968

Deutsches Arzneibuch, 8. Ausgabe, Stuttgart 1978

Dictionnaire des sciences médicales par une société de médicins et de chirurgiens.
Paris Bd. I - LX, 1812-1822

Diehl, Daniel: Vergleichende Experimentaluntersuchungen über die Stärke der narkotischen Wirkung einiger Sulfone, Säureamide und Glycerinderivate.
Inaug. Diss., Marburg 1894

Diels, Otto; Seib, Carl: Über Chloral-Urethan.
Berichte der deutschen Chemischen Gesellschaft
42 (1909) 4062-4072

Diepgen, P.: Geschichte der Medizin
Bd. II, 1, Berlin 1959
Bd. II, 2, Berlin 1955, 2. Aufl. Berlin 1965

Donalis, Christian: Zur Geschichte der Psychiatrie in Berlin vor 1865.
Med. Diss. Berlin, Humboldt Universität, 1970

Dox, Arthur W.; Yoder, Lester: Some derivates of normal-butyl-malonic acid.
Journal of the American chemical Society 44 (1922) 1578-1581

Dox, Arthur W. Hjort, A.M.: Relative physiological properties and certain trialkyl and dialkyl barbituric acids.
Journal of pharmacology and experimental therapeutics 31 (1927) 455-472

Dreser, H.: Ueber ein Hypnotikum aus der Reihe der Urethane.
Verhandlungen der Gesellschaft deutscher Naturforscher und Ärzte, 71. Verhandlung, II, 2. Hälfte, Leipzig 1899, S. 46-49

Dubois, Raphäel: De la déshydratation des tissus par le chloroforme, l'éther et l'alcool.
Comptes rendus de la Sociétéde Biologie 36 (1884) 582-585

Dumas, Jean-Baptiste: Organisch-chemische Untersuchungen.
Justus Liebigs Annalen der Chemie und Pharmazie 10 (1834) 277-298

Dumas, J.B.; Malagnatti, F.J.; Leblanc, Félix:
Suite des recherches sur la déshydratation des sels ammoniacaux et des amides.
Comptes rendus hebdomadaires des séances de l'academie des Sciences 25 (1847) 473-475

Durham, Arthur E.: (1834-1895)
The philosophy of sleep.
Guy's hospital reports 3, VI (1860) 149-173

Earles, M.P.: The introduction of chloral hydrate in medicine.
Pharmaceutical Journal 202 (1969) 457-459

Ebers, Anton: Beitrag zur Kenntnis der Disulfone.
Inaug. Diss., Greifswald 1901

Eeckhout, A. van den: Studien über die hypnotische Wirkung in der Valeriansäuregruppe.
Archiv für experimentelle Pathologie und Pharmakologie 57 (1907) 338-357

Ehrhardt, Gustav, Ruschig, Heinrich:
Arzneimittel. Entwicklung - Wirkung - Darstellung.
Bd. 1, Pharmakodynamica.
Weinheim/Bergstraße 1968

Ehrlich, Paul: Constitution. Vertheilung und Wirkung chemischer Körper. Ältere und neuere Arbeiten.
Leipzig 1893

Ehrlich, Paul: Die Wertbemessung des Diphterieheilserums und deren theoretische Grundlagen.
Klinisches Jahrbuch 6 (1897/98) 299

Ehrlich, Paul: Chemotherapeutics: scientific principles, methods and results.
Lancet 16 (1913) 445-451

Eichholtz, F.; Butzengeiger, O.:
Die Rectalnarkose mit E 107.
Archiv für klinische Chirurgie 148 (1927) 94-97

Eichholtz, F.: Über die rektale Narkose mit Avertin (E 107).
Deutsche Medizinische Wochenschrift 53 (1927) 710-712

Eulenburg, A.: Ueber Adalin.
Medizinische Klinik 7 (1911) 387-388

Featherstone, R.M.: Molecular Aspects.
Mechanism of Anesthesia, in:
Handbuch der experimentellen Pharmakologie,
Bd. 30, Modern Inhalation Anesthetics,
Berlin, Heidelberg, New York, 1972, 356-363

Fehling, H.: Ueber zwei dem Aldehyd isomere Verbindungen.
Justus Liebigs Annalen der Chemie und Pharmazie 27 (1838) 319-322

Feldman, P.E.: Ancient psychopharmacotherapy.
Bulletin of the Menninger Clinic 29 (1965) 256-263

Finckh, J.: Klinische Erfahrungen mit Adalin.
Medizinische Klinik 6 (1910) 1860-1861

Fischer, Emil; Mering, Josef v.:
Ueber eine neue Klasse von Schlafmitteln.
Therapie der Gegenwart 44 (1903) 97-101

Fischer, Emil; Mering, Josef v.:
Ueber Proponal, ein Homologes des Veronals.
Medizinische Klinik 1 (1905) 1327

Fischer, Emil; Ach, Lorenz:
Neue Synthese der Harnsäure und ihrer Methylderivate.
Berichte der deutschen Chemischen Gesellschaft 28 (1895) 2473-2480

Fischer, W.: Über die Wirkung des Veronals.
Therapeutische Monatshefte 17 (1903) 393-395

Fischer, Ph.; Hoppe, J.:
Das Verhalten des Veronals (Veronal-Natriums) im menschlichen Körper.
Münchener Medizinische Wochenschrift 56 (1909) 1429-1430

Fleischmann, P.: Die Wirkung des Hypnotikums Adalin.
Medizinische Klinik 6 (1910) 1859-1860

Fränkel, Sigmund: Die Arzneimittelsynthese auf Grundlage der Beziehungen zwischen chemischem Aufbau und Wirkung.
Berlin, 5. Auflage, 1921

Fraser, Thomas ; Crum Brown, Alexander:
On the connection between chemical constitution physiological action.
Transactions of the Royal Society Edinburgh 25 (1869) Part I: 151-203, Part II: 693-739

Freiberger, Gerhard: Die Rolle der auf das Nervensystem wirkenden pflanzlichen und tierischen Drogen in einer Rezeptsammlung aus dem 17. Jahrhundert. Med. Diss. Erlangen-Nürnberg, 1974

Frensberg: Schlaf und Traum
Vortrag vom April 1883.
Sammlung gemeinverständlicher wissenschaftlicher Vorträge, Hrsg. Virchow, R., Holtzendorff, 20,Heft 466, Berlin 1885

Fronmüller: Klinische Studien über die schlafmachende Wirkung der narkotischen Arzneimittel.
Erlangen, 1869

Forth, Wolfgang; Henschler, Dietrich; Rummel, Walter:
Allgemeine und spezielle Pharmakologie und Toxikologie.
Mannheim, Wien, Zürich, 1977

Friedländer, P.: Über den Farbstoff des antiken Purpurs aus murex brandaris.
Berichte der deutschen Chemischen Gesellschaft 42 (1909) 765-770

Fuchs, G.; Schultze, Ernst:
Beziehungen zwischen chemischer Constitution und hypnotischer Wirkung.
Eine neue Gruppe von Schlafmitteln.
Münchener Medizinische Wochenschrift 51 (1904) 1102-1109

Fühner, Hermann: Über die Einwirkung verschiedener Alkohole auf die Entwicklung der Seeigel.
Archiv für experimentelle Pathologie und Pharmakologie 51 (1904) 1-10

Fühner, Hermann: Pharmakologische Studien an Seeigeleiern.
Der Wirkungsgrad der Alkohole.
Archiv für experimentelle Pathologie und Pharmakologie 52 (1905) 69-82

Fühner, Hermann: Der Wirkungsgrad der einwertigen Alkohole.
Ein vergleichend-pharmakologischer Beitrag zur Theorie der Narkose.
Zeitschrift für Biologie 57 (1912) 465-494

Ganong, W.F.: Lehrbuch der Medizinischen Physiologie. Übersetzt, bearbeitet und ergänzt von W. Auerswald, Berlin, Heidelberg, New York, 1974

Gehes Codex der pharmazeutischen Spezialpräparate mit Angaben über Zusammensetzung, Indikation, Zubereitungsformen und Hersteller. Bearbeitet von Diepenbrock, Felix, 9. Auflage, Stuttgart, München 1960

Gensler, P.: Über die Verteilung des Neuronals, Bromurals und Adalins im Organismus. Archiv für experimentelle Pathologie und Pharmakologie 79 (1916) 42-54

Gensler, P.: Über die Wirkung der Hypnotika (Neuronal) bei normalen und psychisch erregten Zuständen. Archiv für experimentelle Pathologie und Pharmakologie 77 (1914) 161-182

Gerken, Guido: Zur Entwicklung des klinischen Arzneimittelversuches am Menschen. Med. Diss., Mainz, 1977

Glees, P.: Der Einfluß von Sir Henry Dale auf den Beginn der Neuropharmakologie und auf die jetzige Forschung. Arzneimittelforschung, 19 (1969) 1317-1321

Goodmann, Louis S.; Gilman, Alfred: The pharmacological basis of therapeutics. 5. Edition New York, Toronto, London, 1975

Grimeaux, Edouard: Synthèse des dêrivés urique de la série de l'alloxane. Bulletin de la Société Chimique de France 31 (1879) 146-149

Grimeaux, Edouard: Referat von Kopp, A.: Über Harnsäurederivate der Alloxangruppe. Berichte der deutschen Chemischen Gesellschaft 12 (1879) 378

Gruber, J.G.: Allgemeine Encyclopädie der Wissenschaften und Künste. I. Sektion A-G, 31. Teil, Leipzig 1840

Gutberlet, Susanne: Die Vorgeschichte der Marburger Universitätspsychiatrie und die Berufung Heinrich Cramer's zum Direktor der Psychiatrie. Med. Diss., Marburg 1981

Hagers Handbuch der Pharmazeutischen Praxis. Hrsg.: List, P.H., Hörhammer, L. 4. Neuausgabe, Bd. 2/1969, Bd. 3/1972, Bd.6c/1979, Bd. 8/1980 Berlin,Göttingen,Heidelberg

Hammond, William: On wakefulness. Philadelphia 1866

Hanriot/Richet, Ch.: Les Chloraloses. Archives internationales de pharmacodynamie et de thérapie 3 (1897) 191-211

Hantzsch, A.: Zur Kenntnis des Urethans. Berichte der deutschen Chemischen Gesellschaft 27 (1894) 1248-1254

Harnack, Erich; Meyer, Hermann: Das Amylenhydrat. Zeitschrift für klinische Medizin 24 (1894), 374

Harnack, Erich: Lehrbuch der Arzneimittellehre und Arzneiverordnungslehre. Hamburg, Leipzig, 1883

Haschke, W.: Physiologie des Schlafes, in: Der Schlaf, Hrsg. Schwarz, Hanns, Jena 1972

Hauptmann, Alfred: Luminal bei Epilepsie. Münchener Medizinische Wochenschrift 59 (1912) 1907-1909

Hedin, S.G.: Ueber die Permeabilität der Blutkörperchen. Pflügers Archiv der gesamten Physiologie 68 (1897) 229-338

Heffter, A.: Ueber Chloralglucose und ihre Wirkung. Berliner Klinische Wochenschrift 30 (1893) 475

Heffter, A.: Ueber die Einwirkung von Chloral auf Glucose (Vorläufige Mittheilung).
Berichte der deutschen Chemischen Gesellschaft 22 (1889) 1050-1051

Heim, H.: Eine neue intravenöse Narkose.
Chirurg 6 (1934) 742-747

Heinz, R.: Diogenal. Ein bromhaltiges Derivat des Veronals = Dibrompropyldiäthylbarbitursäure.
Münchener Medizinische Wochenschrift 60 (1913) 2618-2620

Heintz, Robert: Erkrankungen durch Arzneimittel.
Stuttgart, 1978

Helwig, B.: Moderne Arzneimittel.
4. Auflage, Stuttgart 1972

Herold, Carola: Untersuchungen zur Organisation und Geschichte der Psychiatrie in Deutschland.
Zahnmed. Diss., Marburg 1972

Hermann, Ludimarus: Lehrbuch der experimentellen Pharmakologie, Berlin 1874

Hickel, Erika: Das Kaiserliche Gesundheitsamt und die chemische Industrie im Zweiten Kaiserreich (1871-1914): Partner oder Kontrahenten?
Deutsche Apotheker-Zeitung 116 (1976) 521-526, 597-600

Hildebrandt, Hermann: Pharmakologische Studien in der Sulfon-Reihe.
Archiv für experimentelle Pathologie und Pharmakologie 53 (1905) 90-96

Hörlein, H.: Zur Geschichte des Voluntals und Avertins.
Pharmazie 5 (1950) 563-566

Hollister, Leo E.: Psychopharmacology in its second generation.
Military Medicine 141 (1976) 371-375

Houdaille, Georges: Étude expérimentale et critique sur les nouveau hypnotics.
Paris 1893

Huber, O.: Amylenhydrat als Schlafmittel.
Medizinische Klinik 7 (1911) 1234

Hüller, H.: Klinische Pharmakologie der Hypnotika, in: Der Schlaf, Hrsg. Schwarz, Hanns, Jena 1972

Huppmann, Gernot: Zum Begriff der Norm in der deutschen Psychiatrie vom Jahre 1880 bis zur Gegenwart.
Med. Diss., Würzburg 1975

Impens, E.: Ueber die physiologische Wirkung eines bromhaltigen Hypnotikums, des Adalins.
Medizinische Klinik 6 (1910) 1861-1864

Impens, E.: Pharmakologisches über ein neues Schlafmittel, das Isopral.
Therapeutische Monatshefte 17 (1903) 469-475, 533-541

Impens, E.: Pharmakologisches über Luminal oder Phenyläthylbarbitursäure.
Deutsche Medizinische Wochenschrift 38 (1912) 945-947

Issekutz, Béla: Die Geschichte der Arzneimittelforschung.
Budapest 1971

Jaksch, von: Urethan, ein neues Hypnotikum.
Wiener Medizinische Blätter 8 (1885) 1021; 1045

Jan, Friedrich G. v.: Der Schlaf.
Med. Diss., Würzburg 1836

Jetter, Dieter: Grundzüge der Geschichte des Irrenhauses.
Darmstadt, 1981

Kast, A.: Zur Kenntnis der Sulfonalwirkung.
Archiv für experimentelle Pathologie und Pharmakologie 31 (1893) 69-84

Kast, A.: Sulfonal, ein neues Schlafmittel.
Berliner Klinische Wochenschrift 25 (1888) 309-314

Kehrer, F.: Über Abstinenzpsychosen bei chronischen Vergiftungen (Saturnismus, Paraldehydismus). Zeitschrift für die gesamte Neurologie und Psychiatrie 3 (1910) 472-491

Kendall, James: Barbituric acid.
Journal of chemical education 23 (1946) 2

Keup, Wolfram: Vorbeugung, Erkennung und Behandlung der Medikamentenabhängigkeit.
Arzneimitteltelegramm 7/81, 60-64

Kionka, H.: Zur Theorie der Narkose. Eine vergleichende Untersuchung über die Wirkungen des Acetaldehyds und Chlorals, des Urethans und seiner Chloralderivate.
Archives internationales de Pharmacodynamie et de thérapie 7 (1900) 475-504

Kleitman, Nathaniel: Sleep and Wakefulness.
2. Edition, Chicago 1965

Knoll & Cie: Ohne Titel (Einführung des Adalins)
Chemisches Zentralblatt 2 (1907) 655

Kny, Eugen: Chloralformamid, ein neues Schlafmittel.
Therapeutische Monatshefte 3 (1889) 345-348

Kobert, Rudolf: Lehrbuch der Intoxikationen, Bd. 2,
2. Auflage, Stuttgart 1906

Kobert, Rudolf: Lehrbuch der Pharmakotherapie.
2. bearbeitete Auflage, Stuttgart 1908

Kochmann, Manfred: Schlafmittel, in:
Handbuch der experimentellen Pharmakologie,
Hrsg. Heffter, A., Heubner, W.
Bd. 1, Berlin 1923, S. 389-448

Kochmann, Manfred: Theorie der Wirkung der Narkotica aus der Alkoholreihe (Theorie der Narkose), in: Handbuch der experimentellen Pharmakologie, Hrsg. Heffter, A., Heubner, W. Bd. 1, Berlin 1923, S. 449-469

Kraeplin, Emil: Compendium der Psychiatrie. Leipzig 1883

Krafft-Ebing, R.v.: Lehrbuch der Psychiatrie. Stuttgart 1879-80

Krieger, Hans; Velden, R. v.d.: Zur Beruhigungs- und Einschläferungstherapie. Deutsche Medizinische Wochenschrift 33 (1907) 213-215

Kuhlen, Franz-Josef: Zur Geschichte der Schlaf-, Schmerz- und Betäubungsmittel im Mittelalter und früher Neuzeit (nebst einer Einführung 'Theoretische Vorstellungen von Schlaf und Schmerz'). Naturw. Diss., Marburg 1981 (Quellen und Studien zur Geschichte der Pharmazie, 19, Stuttgart 1983)

Kuhn, F.J.: Pharmakologische Prüfung Schlaf-induzierender Substanzen, in: Tierversuche. Eine Methode bei der Entwicklung zentralnervös wirkender Arzneimittel. Hrsg. Sonntag, Karl-Heinz, Aulendorf 1981, 47-49

Kunz, W.; Keller, H.; Mückter, H.: N-Phthylyl-glutaminsäure-amid. Experimentelle Untersuchungen an einem synthetischen Produkt mit sedativen Eigenschaften. Arzneimittelforschung, 6 (1956) 426-430

Kuschinsky, Gustav; Lüllmann, Heinz: Kurzes Lehrbuch der Pharmakologie.
2. Auflage Stuttgart 1966
6. Auflage Stuttgart 1974
12. Auflage Stuttgart 1981

Laehr, Hans: Ein Fall von akuter Psychose nach chronischem Veronalgebrauch. Allgemeine Zeitschrift für Psychiatrie 69 (1912) 529-567

Landolt, Hans: Untersuchungen über das Stibmethylium und seine Verbindungen.
Justus Liebigs Annalen der Chemie und Pharmazie 84 (1852) 49-50

Langaard, A.: Ueber einige Schlafmittel.
Therapeutische Monatshefte 3 (1889) 461-465

Langaard, A., Rabow, S.:
Ueber Sulfonal (Baeyer).
Therapeutische Monatshefte 2 (1888) 237-239

Langecker, Hedwig, Schümann, H.J., Junkmann, K.:
Chemische und Pharmakologische Eigenschaften des Aethinylcyclohexylcarbaminsäureesters.
Archiv für experimentelle Pathologie und Pharmakologie 219 (1953) 130-137

Langley, John Newport:
On the physiology of the salivary secretion. Part II: On the mutual antagonism of Atropin and Pilocarpin, having especial reference to their relations in the submaxillary gland of the cat.
Journal of Physiology 1 (1878/79) 339-369

Langley, John Newport:
On the reaction of cells and of nerve-endings to certain poisons, chiefly as regards the reaction of striated muscle to nicotine and to curare.
Journal of Physiology 33 (1905) 374-413

Lautenschläger, C.L.:
50 Jahre Arzneimittelforschung.
Stuttgart 1955

Leake, Chauncey D.: An Historical Account of Pharmacology To the 20th Century.
Springfield, Illinois 1975

Leibrand: Le début de la psychopharmacologie et les relations entre la France, l'allemagne et le Danmark.
Annales therapeutiques 4 (1969) 153-158

Lewin, L.: Phantastica. Die betäubenden und erregenden Genussmittel. Berlin 1927

Lewin, L.: Die Nebenwirkungen der Arzneimittel. Pharmakologisch-klinisches Handbuch, Berlin 1893

Liebig, Justus: Ueber die Verbindungen, welche durch die Einwirkung des Chlors auf Alkohol, Aether, ölbildendes Gas und Essiggeist entstehen. Justus Liebigs Annalen der Chemie und Pharmazie 1 (1832) 182-230

Liebreich, Oscar: Das Chloral, ein neues Hypnotikum und Anästhetikum. Berliner Klinische Wochenschrift 6 (1869) 325-327

Liebreich, Oscar: Das Chloral, ein neues Hypnotikum, nach brieflichen Mittheilungen des Dr. Liebreich aus Berlin. Archiv der deutschen Gesellschaft für Psychiatrie 16 (1869) 237-238

Liebreich, Oscar: Ueber das Verhalten der trichloressigsauren Salze und des Chlorals im thierischen Organismus. Berichte der deutschen Chemischen Gesellschaft 2 (1869) 269-271

Locock, Charles: in: Analysis of fifty-two cases of epilepsy observed by the author. (Sieveking, Edward H. Royal Medical and Chirurgical Society, Tuesday, May 11th, 1857) Lancet, May 23th, 1857, 528

Loewe, S.: Klinische Erfahrungen mit Luminal. Deutsche Medizinische Wochenschrift 38 (1912) 947-948

Lundy, J.S.: Intravenous anesthesia: preliminary report of use of 2 new thiobarbiturates. Proceeding of Staff Meetings of the Mayo Clinic 10 (1935) 536-543

Maass, Th.A.: Pharmakologische Untersuchungen über Aleudrin, ein neues Hypnotikum und Sedativum. Deutsche Medizinische Wochenschrift 38 (1912) 1231-1232

Margolin, S., Perlmann, P.L., Villani, F., McGavack, T.H.: New class of hypnotics: unsaturated carbinols Science 114 (1951) 384-385

Marshall, E.K.Jr., Owens, A.H.Jr.: Adsorption, excretion and metabolic fate of chloral hydrate and trichloräthanol. Bulletin of the Johns Hopkins Hospital, 95 (1954) 1-18

Mayer, G.: Ueber Amylenhydrat nebst allgemeinen Bemerkungen über Schlaf- und Beruhigungsmittel. Therapeutische Monatshefte 2 (1888) 324-327

McIlwan, Henry: Chemical Contributions, especially from the nineteenth century, to knowledge of the brain and its functions, in: The history and philosophy of knowledge of the brain and its functions. An Anglo-American symposium, London July 15th-17th, 1957, Amsterdam 1957, S. 167-186

Mering, Josef v.: Zuntz, N.: Ueber die Wirkung des Chloralamid auf Kreislauf und Atmung. Therapeutische Monatshefte 3 (1889) 565-568

Mering, Josef v., Musculus: Ueber einen neuen Körper im Chloralharn. Berichte der deutschen Chemischen Gesellschaft 8 (1875) 662-666

Mering, Josef v., Musculus: Sur un nouveau corps qu'on trouve dans l'urine après l'injection d'hydrate de chloral. Bulletin de la Société Chimique de France 23 (1875) 486-491

Mering, Josef v.: Ueber das Verhalten des Chloralhydrats und Butylchloralhydrats im Organismus. Zeitschrift für physiologische Chemie 6 (1882) 480-494

Mering, Josef v.: Das Amylenhydrat, ein neues Schlafmittel und dessen Anwendung in der Medizin. Therapeutische Monatshefte 1 (1887) 249-252

Meyer, Hans Horst: in: Die Medizin der Gegenwart in Selbstdarstellungen. Hrsg. Grote, L.R. Bd. 2, Leipzig 1923, S. 139-168

Meyer, Hans Horst: Zur Theorie der Alkoholnarkose. Erste Mittheilung. Welche Eigenschaft der Anästhetika bedingt ihre narkotische Wirkung? Archiv für experimentelle Pathologie und Pharmakologie 42 (1899) 109-118

Meyer, Hans Horst: Zur Theorie der Alkoholnarkose. Dritte Mittheilung. Der Einfluss wechselnder Temperatur auf Wirkungsstärke und Theilungscoeffizient der Narcotica. Archiv für experimentelle Pathologie und Pharmakologie 46 (1901) 338-346

Meyer, Hans Horst, Gottlieb, R.: Die experimentelle Pharmakologie als Grundlage der Arzneibehandlung. Berlin, Wien, 1910

Meyers, F.H., Jawetz, E., Goldfien, A.: Lehrbuch der Pharmakologie. Berlin, Heidelberg, New York 1975

Mörchen, Friedrich: Ueber Diogenal, ein neues Sedativum. Münchener Medizinische Wochenschrift 60 (1913) 2671-72

Morselli: Ricerche sperimentali interne allo azione ipnotica e sedativa della paraldeide nelle malattie mentali. Referat: Kraeplin, Emil. Neurologisches Centralblatt 2 (1883) 212. Gazzetta degli ospitali 4 (1883) 28, 35, 42

Morro, W.: Zur Kenntnis der hypnotischen Wirkung der Sulfone. Deutsche Medizinische Wochenschrift 20 (1894) 867

Morro, W.: Zur Wirkung des Sulfonals, Trionals und Tetronals.
Deutsche Medizinische Wochenschrift 20 (1894) 672-675

Moruzzi, Giuseppe: The historical development of the deafferentation hypothesis of sleep.
Proceedings of the American Philosophical Society 108 (1964) 19-28

Müller, Johannes: Handbuch der Physiologie des Menschen, Bd. 2, Koblenz 1840

Mulder, E.: Über die Synthese von Harnsäure und über Isoharnsäure.
Berichte der deutschen Chemischen Gesellschaft 6 (1873) 1233-1237

Naumann, H.: Sedormid als Beruhigungs- und Einschlafmittel.
Deutsche Medizinische Wochenschrift 54 (1928) 1166-1167

Nebelthau: Ueber die Wirkungsweise einiger aromatischer Amide und ihre Beeinflussung durch Einführung der Methyl- und Acetylgruppe.
Archiv für experimentelle Pathologie und Pharmakologie 36 (1893) 451

Nernst, Walter Hermann: Theoretische Chemie.
2. Aufl. Stuttgart 1898

Neubaur, O.: Hämatoporphyrinurie und Sulfonalvergiftung.
Archiv für experimentelle Pathologie und Pharmakologie 43 (1900) 456

Netter, K.J.: Wirkung von Schlafmitteln auf einige Zellfunktionen, in:
Schlaf, Schlafverhalten, Schlafstörungen.
Hrsg.: Bürger-Prinz, H., Fischer, P.A.
Stuttgart 1967, S. 129-138

Nieschulz, O.: Narkotische Wirkungen einiger Thiobarbitursäuren.
Arzneimittelforschung 4 (1954) 441-444

Oswald, Adolf: Chemische Constitution und pharmakologische Wirkung.
Berlin 1924

Overholser, W.: Has chlorpromazine inaugurated a new era in mental hospitals?
Journal of clinical psychopathology 17 (1956) 197-201

Overton, Ernst: Studien über die Narkose.
Jena 1901

P'An, Shih Y., Kodet, M.J., Gardocki, J.F., McLamore, W.M., Bardey, A.:
Pharmacological studies on hypnotic and anti-convulsant actions of ethylbetachlorovinyl ethynyl carbinol.
Journal of pharmacology and experimental therapeutics 114 (1955) 326-333

Page, Irvine H.: Isoamyl Ethyl barbituric acid - an anesthetic without influence on blood sugar regulation.
Journal of laboratory and clinical medicine 9 (1923) 194-196

Parascandola, John, Jasensky, Ronald:
Origins of the receptor theory of drug action.
Bulletin of the history of medicine 48 (1974) 199-220

Paterson, E., Haddow, A., Ap Thomas, J., Watkinson, J.M.:
Leukämie treated with urethane compared with deep x-ray therapy.
Lancet, I (1946) 677-682

Paton, W.D.M.: A theory of drug action based on the rate of drugreceptor combination.
Proceedings of the Royal Society of Biology 154 (1961) 21-69

Personne, J.: Sur la transformation de l'hydrate de chloral en chloroforme dans l'économie animale.
Comptes rendus hebdomadaires des séances de Science 69 (1869) 979-983

Pharmakopoea Germanica

1. Ausgabe Berlin 1872

Editio Altera Berlin 1882
Editio III Berlin 1890
Editio IV Berlin 1900

Piéron, H.: Le probléme physiologique de sommeil.
Paris 1913

Pisarki, Thaddäus: Über Isopral als schlafwirkendes
Medikament.
Therapeutische Monatshefte 19 (1905) 409-414

Pöldinger, W.: Kompendium der Psychopharmakologie.
Basel 1975

Poggendorff, Johann Christian:
Biographisch-literarisches Handwörterbuch
zur Geschichte der exacten Wissenschaften.
Leipzig, Berlin 1863 ff,Bd.1-7b

Pohl, Julius: Über Allylbarbitursäuren.
Zeitschrift für die gesamte experimentelle
Medizin 38 (1923) 520-523

Pohl, Julius: Über Aufnahme und Vertheilung des
Chloroforms im thierischen Organismus.
Archiv für experimentelle Pathologie und
Pharmakologie 28 (1891) 239-255

Pointner, Gisela:
Psychiatrie und Neurologie an der Wiener
medizinischen Fakultät im ungefähren Zeitraum
von 1880-1920.
Personalbiographien von Professoren und Dozenten.
Med. Diss., Erlangen 1972

Porre, Eugen de: Vorläufiger Bericht über 200 Jahre
Psychiatrie in Bremen-Oberneuland.
Bremen 1965

Purkyně, Jan Evangelistà:
Wachen, Schlaf, Traum und verwandte Zustände,
in: Handwörterbuch der Physiologie mit Rücksicht
auf die physiologische Pathologie.
Hrsg. Wagner, Rudolf.
Bd. III, 2, Braunschweig 1846, S. 412-480

Rabbas, G.: Über die Wirkung des Sulfonals.
Berliner Klinische Wochenschrift 25 (1888)
330-332

Radestock, Paul: Schlaf und Traum.
Eine physiologisch-psychologische Untersuchung.
Leipzig 1879

Richardson, Benjamin Ward:
On Hydrate of Chloral. Medical Times and
Gazette 2 (1869) 509-511, 537-538

Richardson, Benjamin Ward:
Physiological research on Alcohols.
Medical Times and Gazette 2 (1869) 703-706

Richet, Charles Robert:
Dictionnaire de physiologie, avec la
collaboration de P. Langlois et
L. Lapicque (et. al).
Paris 1895-1906,Bd.1-6;7,fasc.1,2

Richet, Charles Robert:
Note sur le rapport entre la Toxicité
et les propriétés physiques des corps.
Comptes rendus de la Société de Biologie 54
(1893) 775

Riese, W.: La psychopharmacologie devant la pensée
philosophique.
Bulletin de l'Academie Nationale de médicine
154 (1970) 744-747

Ritschel, W.A.: Angewandte Biopharmazie.
Stuttgart 1973

Römpps Chemie Lexikon
Band 1 - 6
Hrsg. Neumüller, Otto Albrecht
7. Auflage, Stuttgart 1973-77

Roth, G.: Psychopharmacon hoc est: medicina animae (1548)
Confinia psychiatrica 7 (1964) 179-182

Rumpel, Th., Barth, W.:
Klinische Beobachtungen über die physiologische
Wirkung der mehrfach äthylierten Sulfone -
des "Trional" und "Tetronal".
Deutsche Medizinische Wochenschrift
16 (1890) 722-723

Saam, E.: Ueber Bromural.
Pharmazeutische Zentralhalle 48 (1907) 143-144

Samson, Ernst A.: On the administration of chloroform.
Medical Times and Gazette 2 (1863)
325, 404, 481

Schadewaldt, Hans:
Vom Apothekenlaboratorium zur pharmazeutischen Großindustrie.
Forschung, Praxis, Fortbildung 17 (1966) 512-519

Schaefer, H.: Ermüdung und Müdigkeit,
in: Ermüdung, Schlaf, Traum.
Hrsg.: Baust, W., Stuttgart 1970, S. 1-29

Scharschmidt, C.: Ueber die Verwendbarkeit des Amylenhydrats als Schlafmittel, insbesondere bei Geisteskranken.
Therapeutische Monatshefte 1 (1887) 329-333

Schipperges, H.: Moderne Medizin im Spiegel der Geschichte.
Stuttgart 1970

Schmidt, G.: Schlafmittel-Intoxikationen.
Beiträge zur gerichtlichen Medizin
33 (1975) 166-176

Schmidt, R.F., Thews, G.:
Einführung in die Physiologie des Menschen.
Berlin, Heidelberg, New York 1976

Schmiedeberg, O.: Rudolph Buchheim, sein Leben und seine Bedeutung für die Begründung der wissenschaftlichen Arzneimittellehre und Pharmakologie.
Archiv für experimentelle Pathologie und Pharmakologie 67 (1911) 1 ff.

Schmiedeberg, O.: Ueber die pharmakologischen Wirkungen und die therapeutische Anwendung einiger Carbaminsäure-Ester.
Archiv für experimentelle Pathologie und Pharmakologie 20 (1886) 203-216

Schmiedeberg, O.: Grundriß der Arzneimittellehre.
Leipzig 1883

Schmiedeberg, O.: Grundriß der Pharmakologie.
5. Auflage, Leipzig 1906

Schneegans, A., Mering, Josef v.:
Ueber die Beziehungen zwischen chemischer Constitution und hypnotischer Wirkung.
Therapeutische Monatshefte 6 (1892) 327-332

Schneider, Gerda: Heinrich Limpricht und sein Schülerkreis (1827-1909). Ein Beitrag zur Geschichte der Chemie und Pharmazie.
Math. Nat. Diss., Greifswald 1970

Schneider, Kurt: Ein Veronaldelirium.
Allgemeine Zeitschrift für Psychiatrie 72 (1916) 87-99

Schneider, Wolfgang: Lexikon der Arzneimittel-Geschichte.
Frankfurt a.M., Bd. II, 1968

Schroff, C.D.: Vorläufige Mittheilung über die Eigenwirkung des salpetersauren Methylstrychnins auf den lebenden Organismus.
Wochenblatt der K.K. Gesellschaft der Ärzte in Wien 22 (1866) 157-162

Schulinus, Hugo: Untersuchungen über die Vertheilung des Weingeistes im thierischen Organismus.
Med. Diss., Dorpat 1865

Schultze, Ernst: Trional und Tetronal bei Geisteskranken.
Therapeutische Monatshefte 5 (1891) 538-543

Siebert, Arthur: Ueber die hypnotische Wirkung des Neuronals.
Psychiatrisch-neurologische Wochenschrift 6 (1904) 109-111

Silverman, Milton: Magic in a bottle.
New York 1941

Sivadlian, J.: Sur les origines de la psychopharmacologie expérimentale et du terme correspondant. Bulletin de l'Academie Nationale de Médicine 151 (1967) 110-111

Smith, William J.: Ueber das physiologische Verhalten des Sulfonals. Zeitschrift für physiologische Chemie 17 (1893) 1-7

Sørensen, S.P.L.: Enzymstudium II. Über die Messung und die Bedeutung der Wasserstoffionenkonzentration bei enzymatischen Prozessen. Biochemische Zeitschrift 21 (1909) 131-201

Sonntag, Karl-Heinz (Hrsg.): Tierversuche. Eine Methode bei der Entwicklung zentralnervös wirkender Arzneimittel. Aulendorf 1981

Sonoda, Margaret M.: Sedatives and hypnotics in psychiatry. Canadian psychiatric Association Journal 14 (1969) 311-312

Stahlschmiedt, Carl: Einige Beiträge zur Kenntnis des Strychnins und Brucins. Poggendorfs Annalen der Physik 108 (1859) 513-547

Stefanowska, Micheline: Modifications microscopiques du protoplasme vivant dans l'anesthésie. Comptes rendus de la Société de Biologie 54 (1902) 545-547

Stern, R.: Ueber Nierenveränderungen bei Sulfonalvergiftung. Deutsche Medizinische Wochenschrift 20 (1894) 221-223

Sticker, Georg: Das Urethan als Hypnoticum. Deutsche Medizinische Wochenschrift 11 (1885) 824-825

Stock, G.: Mechanismen der Schlafentstehung, in: Tierversuche. Eine Methode bei der Entwicklung zentralnervös wirkender Arzneimittel. Hrsg.: Sonntag, Karl-Heinz, Aulendorf 1981 , S. 15-17

Takeda, S.: Untersuchung über das Bromural in Bezug auf seine Verteilung und Zersetzung im thierischen Organismus. Archives internationales de pharmacodynamie et de thérapie, 21 (1911) 203-211

Ther, Leopold: Pharmakologische Methoden zur Auffindung von Arzneimitteln und Giften und Analyse ihrer Wirkungsweise. Stuttgart 1949

Thiele, W.: 20 Jahre Psychopharmakologie. Medizinische Welt 23 (1972) 1179-1181

Thierfelder, H., Mering, Josef v.: Das Verhalten tertiärer Alkohole im Organismus. Zeitschrift für physiologische Chemie 9 (1885) 511 ff.

Trachtenburg, Adolf: Zur Frage über die Neutralisation überschüssiger Alcalien im Blute. Med. Diss., Dorpat 1861

Traube, J.: Theorie der Narkose. Archiv für experimentelle Pathologie und Pharmakologie 153 (1913) 276-308

Traube, J.: Theorie der Narkose. Archiv für experimentelle Pathologie und Pharmakologie 160 (1915) 501-510

Traube, J.: Zur Theorie der Narkose. Archiv für experimentelle Pathologie und Pharmakologie 161 (1915) 530-536

Tutzke, D.: Pharmakotherapie unter dem Einfluß der industriellen Arzneimittelproduktion. Pharmazeutische Praxis, Beilage Nr. 8 zur Pharmazie (1970) 177-180

Vámossy, Zoltán v.: Ueber Anesin, ein neues Ersatzmittel des Cocains.
Deutsche Medizinische Wochenschrift, Therapeutische Beilage, 23 (1897) 23

Verworn, Max: Narkose.
Jena 1912

Vogel, Simon: Tertiäres Amylencarbamat als Hypnoticum.
Med. Diss., Straßburg 1890

Voisin, Auguste Felix: Recherches cliniques sur le bromure de potassium et sur son emploi dans le traitment de l'epilepsies.
Bulletin génréral de thérapeutique médicale et chirurgicale 71 (1866) 97, 145

Voisin, Auguste Felix: De traitment duratif de la folie par le chloral hydrate de morphine.
Paris 1874

Voisin, Auguste Felix: De l'emploi du bromure de potassium dans les maladies nerveuses.
Paris 1875

Vondráček, Vladimir:
Die Psychochemie in historischer und biologischer Hinsicht.
Psychiatrie, Neurologie und medizinische Psychologie 23 (1971) 257-266

Wagner, G.: Die Entwicklung des Arzneischatzes auf dem Gebiet der Sedativa und Hypnotica.
Pharmazeutische Centralhalle 101 (1961) 3-16

Waldmann, H.: Paradigmen zur Geschichte der psychotropen Drogen, in: Melemata.
Hrsg.: Schumacher, J., Schrenk, M., Wolf, J.H.
Mannheim 1967, S. 203-232

Warburg, Otto Wiese, Rudolf:
Über die Wirkung von Substanzen homologer Reihen auf Lebensvorgänge.
Archiv der gesamten Physiologie 144 (1912) 465-468

Wassermann, H.v.: Die Seitenkettentheorie,
in: Paul Ehrlich, Eine Darstellung seines wissenschaftlichen Wirkens.
Festschrift zum 60. Geburtstag des Forschers (14. März 1914), Jena 1914

Weese, Hellmut, Koss, F.H.:
Über ein neues Ultrakurznarkotikum.
Deutsche Medizinische Wochenschrift
79 (1954) 601-604

Weese, Hellmut; Hahn , Fritz:
Narkotica, Hypnotica,
in: Pharmakologie und Toxikologie Teil II
Hrsg.: Eichholtz, Fritz,
Wiesbaden 1948, S. 1-22

Weese, Hellmut; Scharpff, W.:
Evipan, ein neuartiges Einschlafmittel.
Deutsche Medizinische Wochenschrift
58 (1932) 1205-1207

Weese, Hellmut: Zur Pharmakologie des Prominal.
Deutsche Medizinische Wochenschrift
58 (1932) 696

Weidenbusch, H.: Ueber einige Producte der Einwirkung von Alkalien auf Säuren und Aldehyd.
Justus Liebigs Annalen der Chemie und Pharmazie 66 (1848) 152-165

Wiki, B.: Recherches pharmacodynamiques sur les Somniferes de la série barbiturique.
Archives internationales de pharmacodynamie et de thérapie 27 (1923) 117-161

Wilbrandt, R., Jaeger, A.:
Untersuchungen über die Harnausscheidung und die klinische Verträglichkeit des Persedons.
Helvetica medica acta 15 (1948) 203-219

Willstätter, R., Straub, W., Hauptmann, A.:
Ueber Voluntal, ein neues Schlafmittel.
Münchener Medizinische Wochenschrift
69 (1922) 1651-1654

Winternitz, H.: Ueber Veronalnatrium und die Erregbarkeit des Atemzentrums, sowie den Sauerstoffverbrauch im natürlichen und künstlichen Schlaf. Münchener Medizinische Wochenschrift 55 (1908) 2599-2601

Winterstein, Hans: Beiträge zur Kenntnis der Narkose. IV. Mitteilung. Narkose und Permeabilität. Biochemische Zeitschrift 75 (1916) 71-100

Winterstein, Hans: Die Narkose in ihrer Bedeutung für die allgemeine Physiologie. Berlin 1919

Witthauer, K., Gärtner, Simon: Die hypnotischen Eigenschaften eines neuen Polychlorals (Viferral). Therapeutische Monatshefte 19 (1905) 143-145

Wurtz, Adolph Karl: Sur un nouvel isomère de l'alcool amylique. Comptes rendus hebdomadaires des séances de l'academie des sciences 66 (1868) 1179-1185

Zaunick, Rudolph: Vom Anbruch moderner Arzneimittel-Forschung. Veröffentlichungen der Internationalen Gesellschaft für Geschichte der Pharmazie e.V. Bd. 13, Stuttgart 1958, S. 9-41

Zedler, Johann Heinrich: Universal Lexikon aller Wissenschaften und Künste. Bd. 1 - 64, Halle, Leipzig 1732-1754

Ziehen, Theodor: Über die allgemeinen Beziehungen zwischen Gehirn und Seelenleben. 3. Auflage, Leipzig 1912

Ziehen, Theodor: Psychiatrie. 4. Auflage, Leipzig 1911

MARBURGER SCHRIFTEN ZUR MEDIZINGESCHICHTE

Band 1 Reinhard Gursch: Die Illustrationen Ernst Haeckels zur Abstammungs- und Entwicklungsgeschichte. Diskussion im wissenschaftlichen und nicht-wissenschaftlichen Schrifttum. 1981.

Band 2 Heiner Langenfeld: Die Ankylostomiasis im Ruhrgebiet. Ein Beitrag zur Geschichte der Medizinischen Parasitologie. 1981.

Band 3 Andreas Körtgen: Die Gesundheit des Fürsten. Diätetische Vorschriften für eine herausgehobene Menschengruppe von der Antike bis zum Anfang des zwanzigsten Jahrhunderts. 1982.

Band 4 Rudolf Schumacher: Die Musik in der Psychiatrie des 19. Jahrhunderts. 1982.

Band 5 Peter Krebsz, Irmgard Müller und Armin Geus: Bibliographie zur Medizingeschichte Hessens. 1983.

Band 6 Uwe Runge: Johann Moritz David Herold (1790 - 1862). Leben und Werk. 1983.

Band 7 John L. Heller: Studies in Linnaean Method and Nomenclature. 1983.

Band 8 Christian Hertle: Historische Aspekte der Tetanustherapie und der Immunisierung gegen Tetanus bis zum Ende des Ersten Weltkrieges. 1984.

Band 9 Stephan Falk: Die Geschichte der Molekularbiologie im Spannungsfeld zwischen reiner und angewandter Forschung. 1984.

Band 10 Bernd Stuhldreier: Medizinische Beobachtungen und Erkenntnisse des englischen Schiffsarztes Thomas Spencer Wells (1818–1897) während einer Mittelmeerreise 1852/53 an Bord der *Modeste*. 1984.

Band 11 Rainer Krügel: Friedrich Martius und der Konstitutionelle Gedanke. 1984.

Band 12 Werner Beyl: Arnold Dodel (1843–1908) und die Popularisierung des Darwinismus. 1984.

Band 13 Johannes Krähe: Die Diskussion um den ärztlichen Kunstfehler in der Medizin des neunzehnten Jahrhunderts. Zur Geschichte eines umstrittenen Begriffes. 1984.

Band 14 Udo Hagelgans: Jacob Moleschott als Physiologe. 1985.

Band 15 Jürgen Jansen: Medizinische Kasuistik in den *Miracula sancte Elyzabet*. Medizinhistorische Analyse und Übersetzung der Wunderprotokolle am Grab der Elisabeth von Thüringen (1207–1231). 1985.

Band 16 Werner Sackmann: Biographische und bibliographische Materialien zur Geschichte der Mikrobiologie und zur bakteriologischen Nomenklatur. 1985.

Band 17 Otto Döhner: Krankheitsbegriff, Gesundheitsverhalten und Einstellung zum Tod im 16. bis 18. Jahrhundert. Eine historisch-medizinsoziologische Untersuchung anhand von gedruckten Leichenpredigten. 1986.

Band 18 Kristina Goder: Zur Einführung synthetischer Schlafmittel in die Medizin im 19. Jahrhundert. 1985.

Körtgen, Andreas

DIE GESUNDHEIT DES FÜRSTEN

Diätetische Vorschriften für eine herausgehobene Menschengruppe von der Antike bis zum Anfang des zwanzigsten Jahrhunderts

Frankfurt/M., Bern, 1982. 232 S.
Marburger Schriften zur Medizingeschichte. Bd. 3
ISBN 3-8204-5792-5 br. sFr. 53.–

Am Beispiel des Fürsten, als der für das Allgemeinwohl wichtigsten Person mit den weitesten Lebensmöglichkeiten, stellt sich die alte Medizin als eine umfassende Kunst dar, wie man Umwelteinflüssen begegnen, seine Lebensweise regeln und Körper, Geist und Seele beeinflussen könne, um sich gesund zu erhalten. Am Prinzip der Prophylaxe, der Mitverantwortung des Patienten und der Körper-Seele-Einheit werden verlorene Grundlagen einer besseren zukünftigen Medizin deutlich.
Aus dem Inhalt: Der Fürst – Die alte Medizin – Prinzip der Prophylaxe – Umweltbedingungen – Lebensweise – Arbeit – Sport – Ernährung – Gefühle – Laster – Tugenden – Standpunkte heutiger Medizin.

Schumacher, Rudolf

DIE MUSIK IN DER PSYCHIATRIE DES 19. JAHRHUNDERTS

Frankfurt/M., Bern, 1982. 202 S.
Marburger Schriften zur Medizingeschichte. Bd. 4
ISBN 3-8204-7219-3 br. sFr. 49.–

Musik und Psychiatrie sind zwei Begriffe, die heute mühelos in Verbindung gebracht werden. Das grosse gegenwärtige Interesse an «Musiktherapie» lässt es wünschenswert erscheinen, die Kombination dieser beiden Gegenstände historisch zu untersuchen. Da sich die Irrenbehandlung erst im 19. Jahrhundert als Psychiatrie etabliert, muss gerade dieser Zeit besondere Beachtung gelten. Was die Psychiatrie heute leistet oder nicht leistet, ist nur aus dem Wissen um die Entwicklung der letzten 200 Jahre zu verstehen. Die vorliegende Arbeit versucht einen kleinen Bezirk dieses grossen Feldes zu erhellen.
Aus dem Inhalt: Historische Grundlagen – Möglichkeiten und Grenzen einer psychiatrischen Therapie mit Musik – Die vielschichtige Abhängigkeit der Wirkung von Musik auf den Kranken – Die therapeutische Praxis.

Verlag Peter Lang Bern · Frankfurt a.M. · New York
Auslieferung: Verlag Peter Lang AG, Jupiterstr. 15, CH-3000 Bern 15
Telefon (0041/31) 32 11 22, Telex verl ch 32 420

Printed by
CPI books GmbH, Leck

FSC
www.fsc.org
MIX
Papier | Fördert gute Waldnutzung
FSC® C083411

Kolibri 360 GmbH
Ferdinand-Jühlke-Straße 7
99095 Erfurt, Deutschland
produktsicherheit@kolibri360.de